タクヤ先生、漢方でこころを元気にする方法、教えてください！

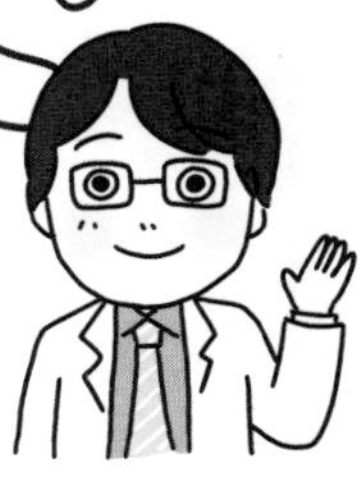

杉山卓也

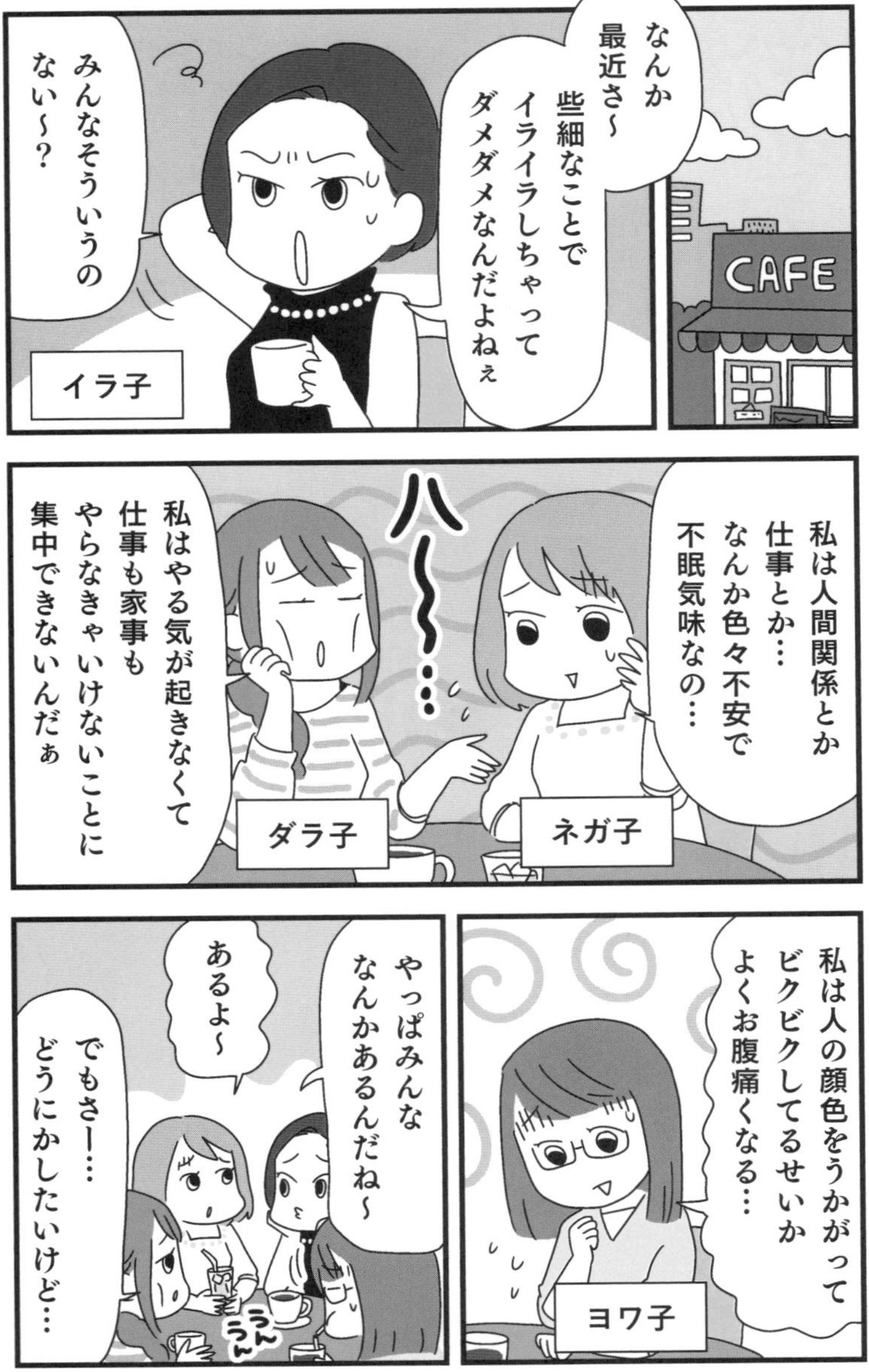
CAFE
なんか
最近さ～
些細なことで
イライラしちゃって
ダメダメなんだよねぇ
みんなそういうの
ない～?
イラ子
私は人間関係とか
仕事とか…
なんか色々不安で
不眠気味なの…
ネガ子
ハ～～…
私はやる気が起きなくて
仕事も家事も
やらなきゃいけないことに
集中できないんだぁ
ダラ子
私は人の顔色をうかがって
ビクビクしてるせいか
よくお腹痛くなる…
ヨワ子
やっぱみんな
なんかあるんだね～
あるよ～
うんうん
でもさー…
どうにかしたいけど…

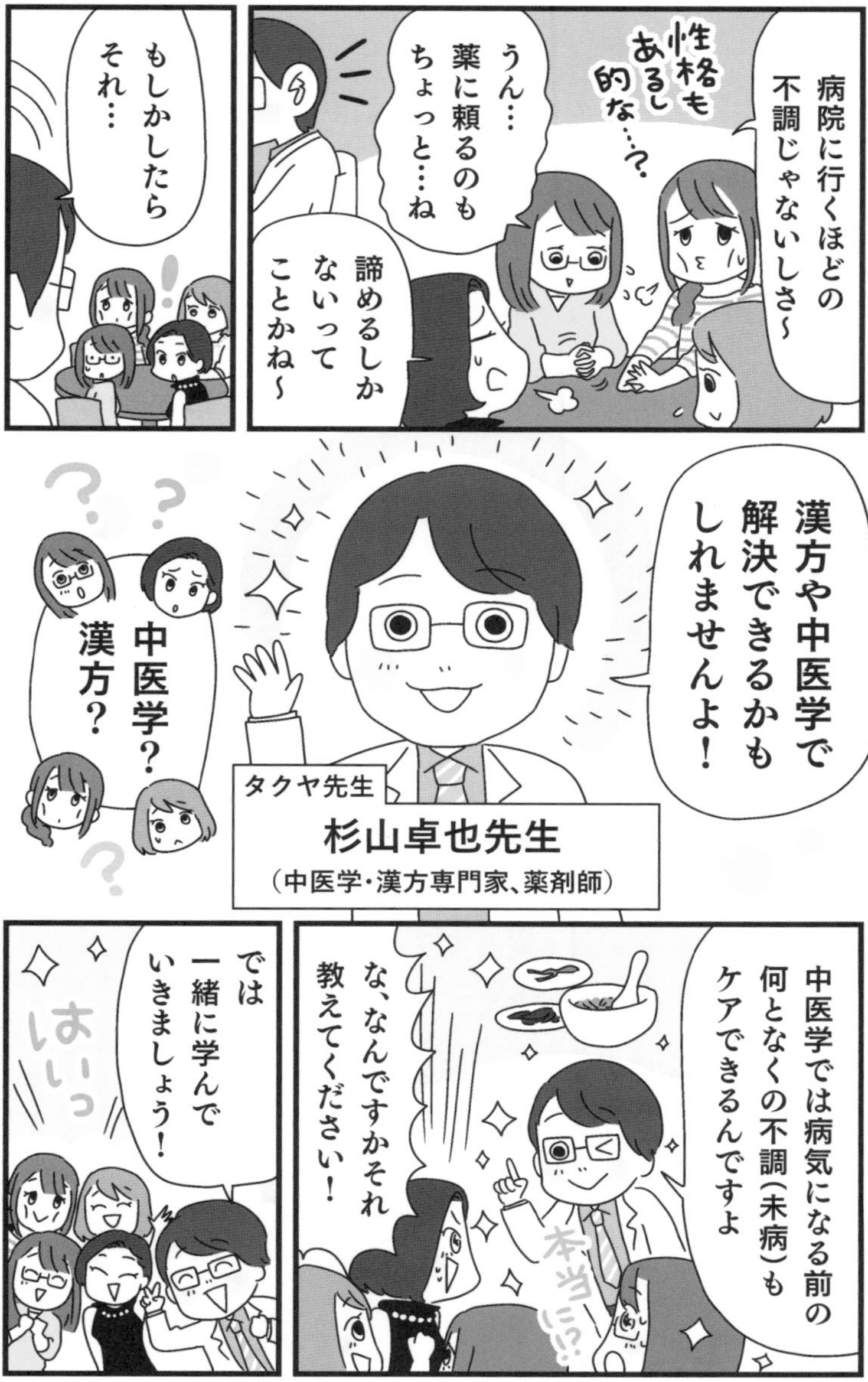
病院に行くほどの不調じゃないしさ〜
性格もあるし的な…？
うん…薬に頼るのもちょっと…ね
諦めるしかないってことかね〜
もしかしたらそれ…
漢方や中医学で解決できるかもしれませんよ！
中医学？漢方？
タクヤ先生
杉山卓也先生
（中医学・漢方専門家、薬剤師）
中医学では病気になる前の何となくの不調（未病）もケアできるんですよ
な、なんですかそれ教えてください！
本当に!?
では一緒に学んでいきましょう！
はいっ

はじめに

僕は毎日多くの「こころのお悩み」を抱えるお客様に、中医学の考えと漢方薬、そして脳心理学を用いて向き合っています。

悩みの内容は様々ですが、なかには「電車に飛び込みたい気持ちを思いとどめて、なんとかここに来ました」というような、ギリギリの状態で駆け込んでくる方もいらっしゃいます。

もともと僕は「中医学」という、東洋医学のなかでも特に、日本で漢方と呼ばれるもののルーツになった、中国の伝統医学を専攻して学んでいます。そしてその知識をもとに、心身の不調への漢方薬のいかしかたをお伝えしてきました。

しかし、ふと気が付けば、いつの間にか「こころの相談を専門に受ける人」として、多くの方から認知していただくようになっていました。

これは、ツイッターなどのSNSで、こころに関する言葉を発信し続けていたことが主な理由かと思います。もともと僕自身も不安感があり、メンタルが強い人間ではなかったため、「こころのお悩みを抱えている人の力になりたい」と考えていたからです。

こうしたSNSでの発信をきっかけに、こころに関する書籍を何冊か書く機会をいただくことができました。本書でも、こうして僕の言葉をみなさんにお届けできることを、大変ありがたく思っています。

とはいえ、東洋医学や漢方薬への理解は、まだまだ一般の方に十分に浸透しているとは言えません。

「こころの悩みに、どのように漢方薬が効くの？」

「病院で薬（西洋薬）を処方してもらって飲むほうが、効果があるんじゃないの？」

こんなふうに思う方も多いのではないかと思います。

こうした方々に僕がお伝えしたいのは、「こころの悩みは体と連動して起こる」ということ。

僕は以前、調剤薬局で主に西洋薬の調剤を行う薬剤師として働いていました。残念ながらそのときに、こころの悩みを「脳の失調」と限定して考えてしまうと、捉えきれないことがたくさんあることを、目の当たりにしたのです。

実際、メンタルクリニックなどで薬だけをもらって飲んでいても、こころの悩みやメンタルの疾患を根治することはなかなか難しいものです。

もちろん、西洋薬の効果や必要性を否定するわけではありません。そうではなく、そもそも体とこころの下支えになるものの改善こそが必要だと、僕自身は考えているためです。

こころの悩みが起きる背景には、対人関係や仕事、子育てなど様々な原因があります。そして、そのほとんどの場合、こころだけではなく、体にも大きな負担を抱えているのです。

例えば、ストレスによる不眠や昼夜逆転の生活、暴飲暴食などといった生活習慣の乱れは、こころだけでなく体（内臓）にも負荷がかかり、多くの不調を引き起こします。

だから、「こころの悩み」をひとくくりにして「脳の問題」と片付けてしまうのは、間違いだと僕は考えています。

僕がこころの悩み相談の際に、大切にしていることがあります。

それは、こころの不調が起きた背景、つまりその人の「人生」にもきちんと目を向ける、ということ。

日々の生活のなかで、こころと体にどのような負荷がかかり、どのような失調が起きているのかをきちんと見定め、一つひとつの悩みへの「最適解」を見つけて改善に臨む必要がある、と考えているのです。

中医学や漢方薬、健康的な毎日を送るための過ごしかたである「生活養生」は、その最適解になりうるものだと僕は考えています。ただし、生活養生も漢方薬も「常に万人にこれが最適」というものはありません。悩みの内容や生活環境、そして個々の体質によって変化するものだとぜひ覚えておいてください。

「中医学はとっつきにくい」とか、「難しい」という認識をお持ちの方も多いと思います。そうした専門知識のない方にもわかりやすいように、この本ではこころと体の中医学的な解釈や分類法といった考えかたを、僕なりの言葉でやさしくまとめたつもりです。

最初からではなく、共感していただける項目から読んでいただいてもいいですし、困っている家族や友達のことを思い出して読んでいただいても結構です。

どうか肩の力を抜いて、気楽に読み進めてください。

もくじ

第1章 こころの持ちかた

第2章 日々の過ごしかた

第3章 症状別 こころの癒やしかた

第4章
季節の養生

※本書のメソッドは著者独自のものであり、効果・効用には個人差があります。
※事故やトラブルに関して本書は責任を負いかねますので、あくまでも自己責任においてご活用をお願いいたします。
※本書のメソッドを行うことに心配や不安がある場合は、専門家や専門医にご相談の上お試しください。

第1章

こころの持ちかた

人間関係のストレスや疲労で
傷つかないためのこころの持ちかたをご紹介。
考えかたを少し変えれば、
毎日をぐっと楽に過ごせるようになります。

みんなに好かれなくてもいい

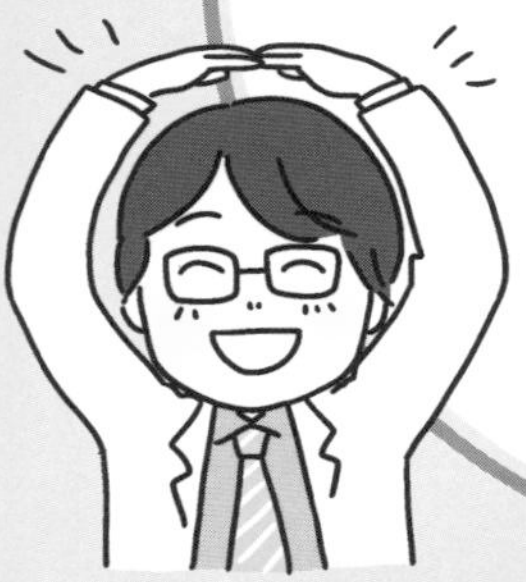

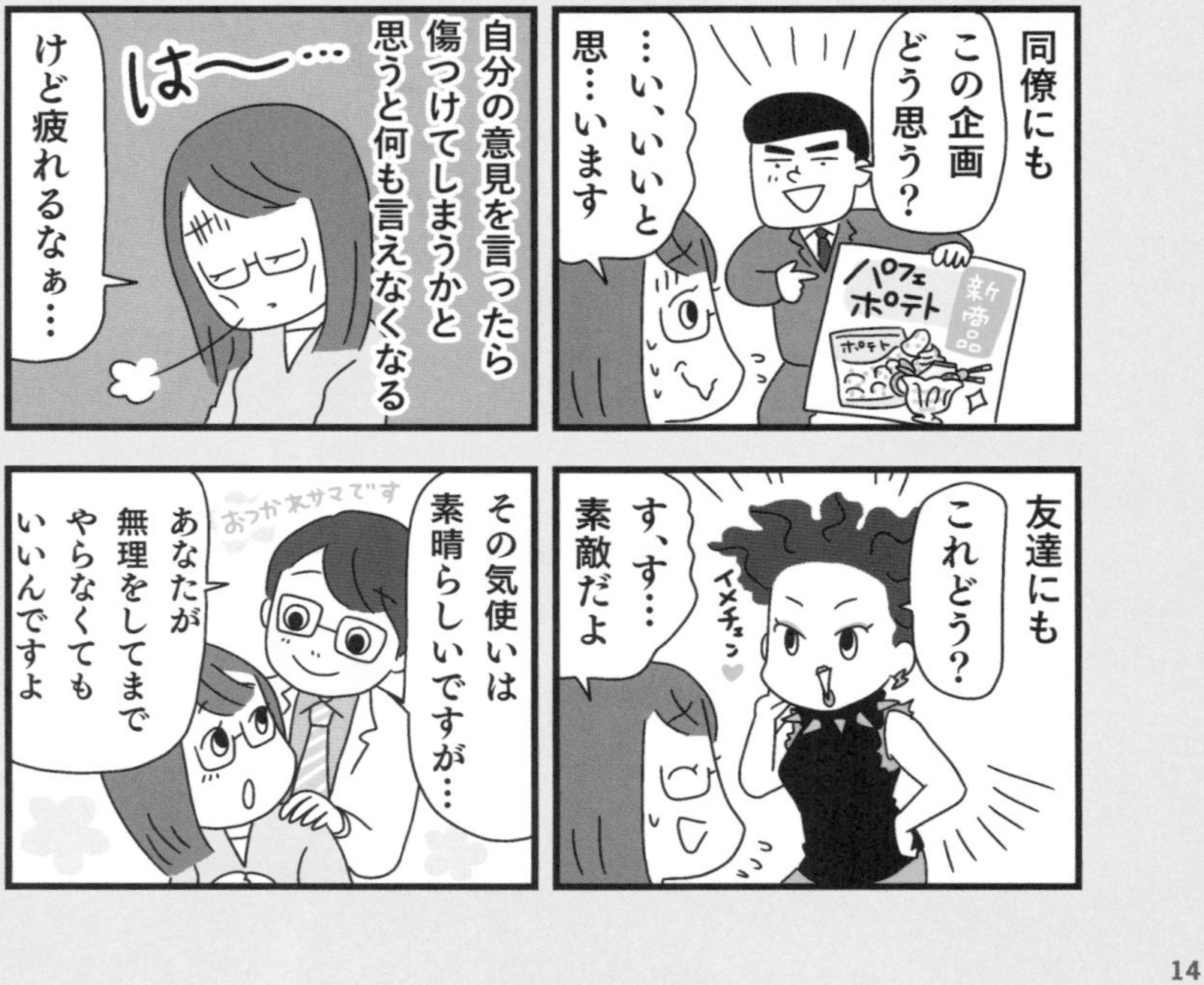
同僚にも
この企画どう思う？
パフェポテト
新商品
ポテト
…い、いいと思…います
友達にも
これどう？
イメチェン♡
す、す…素敵だよ
自分の意見を言ったら傷つけてしまうかと思うと何も言えなくなる
は〜…
けど疲れるなぁ…
その気使いは素晴らしいですが…
おつかれサマです
あなたが無理をしてまでやらなくてもいいんですよ

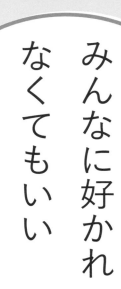

人間関係で疲れてしまう人に多い傾向として、「万人に好かれようと頑張ってしまう」というものがあります。

誰だって他人には嫌われたくないでしょうが、どんなに努力をしても、一定数の人はあなたのことを好きにはなってくれません。それは、たとえ国民的アイドルや芸能人でも同じこと。人間である以上「完璧」にはなれませんし、その完璧さを疎んじる人間がいることも忘れてはいけません。

つまり「万人に好かれる」というのは、そもそも不可能なんです。

この大前提に立ってみると「万人に好かれようと頑張ってしまう」ことが、いかに無意味なことなのか、おわかりいただけると思います。

もちろん「人に好かれるような人間になりたい」と願うこと自体は、決して悪いことではありません。誰にでも分け隔てなく優しくできる人は、きっと多くの人から愛され、支持されることでしょう。でも、何事にも必ず限界がある、ということを忘れないでほしいのです。

誰からも好かれたいと気負うあまりに「嫌われたくない」というネガティブな思考が生まれ、相手の顔色ばかりうかがうようになったり、過度に卑屈になったりするようでは、まさに本末転倒。逆に「八方美人」だと、疎まれてしまう可能性も……。

では、どうすればいいのでしょうか?

まずは「みんなに好かれなくてもよい」と、しっかり自覚しておきましょう。そして、その上で自分が優しくしたいと思える人、自分が時間を共にしたいと思う人と、できるだけ一緒に過ごすようにしてみてください。

例えば、あなたが会社の経営者であれば、できるだけ多くの社員と話したり、時間を共有するよう努める義務があるかもしれません。しかし、日常的に社員全員と対峙することは不可能ですね。そこで、一緒に過ごす人間関係の優先順位をしっかりと決めておくことをオススメします。

そもそも、できるだけまんべんなく多くの人と話をしなくてはいけない、という付きあいかたは、実はあまりよい方法ではないのです。したがって、自分が一緒にいて気を使わずにすむ人、お互いの話をきちんと傾聴しあえる人との関係を、まずは最優先にしてみてください。

また、仮に一緒にいることで何らかのメリットがある人物だとしても、あなたが不快感を抱いたり、辛いと感じるようであれば無理をしてはいけません。

本当に円滑でストレスのない人間関係の構築は、あなたがどれだけ気を許せる人たちと穏やかな時間を過ごせるか、ということに尽きるんです。

万人に好かれる必要はありません。
万人に好かれることはできません。

だから、あなたはあなたが大切だと思う人との時間を、大切にしてくださいね。

一方的に他人を傷つける言葉を投げかける人は「くさったサトイモ」認定（笑）。「今日もイイ感じにくさっていますねえ」とニコニコ。傷つく時間がもったいないですからね。

「気」を使いすぎない

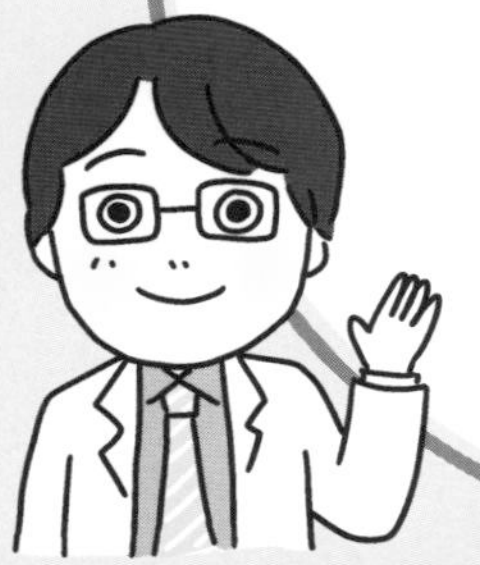

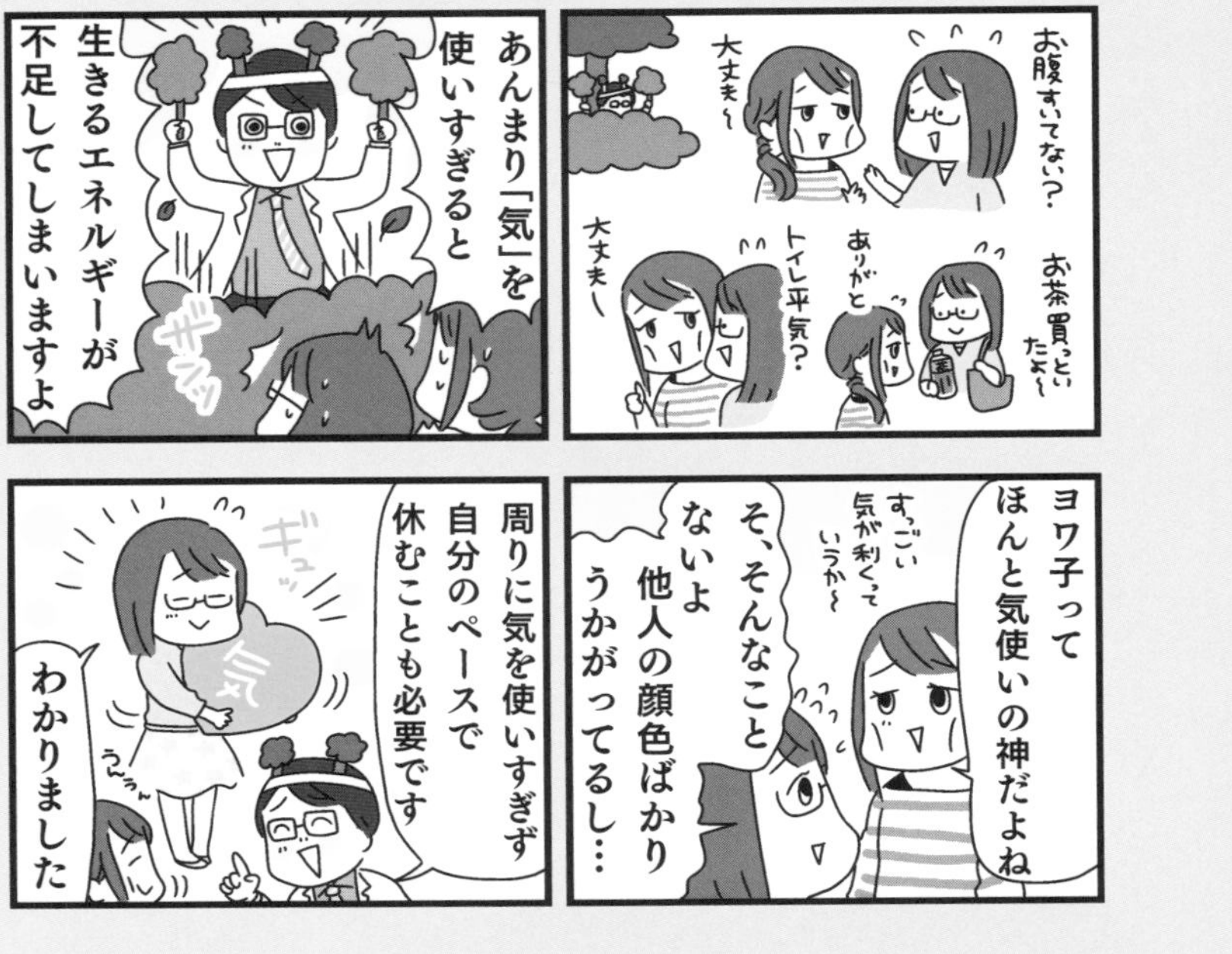
お腹すいてない?
大丈夫~
お茶買っといたよ~
ありがと
トイレ平気?
大丈夫~
ヨワ子ってほんと気使いの神だよね
すっごい気が利くっていうか~
そ、そんなことないよ 他人の顔色ばかりうかがってるし…
あんまり「気」を使いすぎると生きるエネルギーが不足してしまいますよ
ザワッ
周りに気を使いすぎず自分のペースで休むことも必要です
ギュッ
気
うんうん
わかりました

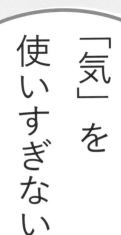

人の機微に敏感で、細やかに気を使える人というのは、とても素敵だと思います。

でも、ずっとその状態でいようと思うと、気が付かないうちに消耗し、疲れが蓄積してこころと体がアンバランスになってしまいます。

中医学では、体とこころを動かすエネルギーを「気《き》」といいます。

気は呼吸や飲食といった生理活動によって作られるものとされていますが、気が不足してしまうと、呼吸や飲食などの生理活動を起こすエネルギーまでもが不足してしまうことに……。すると、「呼吸困難（過呼吸）」や「食欲不振（拒食）」などといった不具合が生じることがあります。

「気を使う」という表現がありますが、これはまさに体とこころを動かすエネルギーである「気《き》」を消耗してしまう行為。したがって、過度に行えば気の不足を招いてしまうことに繋がります。

気とは、有限なもの。職場や家庭において、誰かれ構わず気を使う人は、まさに気の不足が起こって疲労している状態だと言えるでしょう。気を使う人ほど疲れて見えるのは、こうした理由があるわけです。

また、誰かが叱られているときに、まるで自分が責められているように感じて動悸を起こしたり、ひどい場合は倒れてしまう人もいます。

ではどうすればよいのでしょうか？　答えはシンプル。

人に対して「気を使う」ことを、意識して減らしてみるとよいでしょう。

「こういうふうに言ったら、相手はどう思うかな？」

「自分の行動が、相手の気分を害しているのではないだろうか？」

ついついこんな感じで、相手の心情を考えて気を使ってしまうクセのある人は多いもの。しかし、残念ながら、相手の心情は当人以外にはわかりません。どれほど相手に気を使ったとしても、予測不能のリアクションが返ってくることはいくらでもあるのです。

だからこそ、「気を使いすぎても、相手に気持ちが届かないこともある。だから、過度に気を使うのはやめよう」と、意識しておくことです。

どうしても他人の影響を受けてしまいそうな場合は、耳栓をして物理的に怒号を聞かない、静かに席を立ちその場を離れるなどして、その状況を回避するよう努めましょう。

とはいえ、相手に気を使うことが全て悪いというわけでは決してありませんから、誤解のなきように。勘違いしてほしくないのですが、円滑な人間関係を築くために相手の心情を思いやることは、社会生活を過ごしていく上でとても大切なこと。あくまで、それが〝過度〟になってしまうことでこころと体に不具合が起きないように気を付けてほしい、ということなんです。

適度に気を使いながら、できるだけこころと体に疲労のない毎日を過ごしてくださいね。

ちなみに、僕はいつも我が家のマイスイートハニーの要求には、全て「御意」と即答させていただいております。断じて、気を使いすぎているわけではありません……。

あえて「自分本位」に生きることも必要

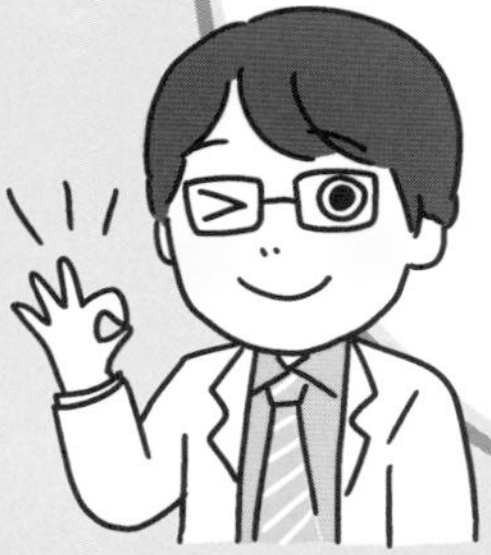

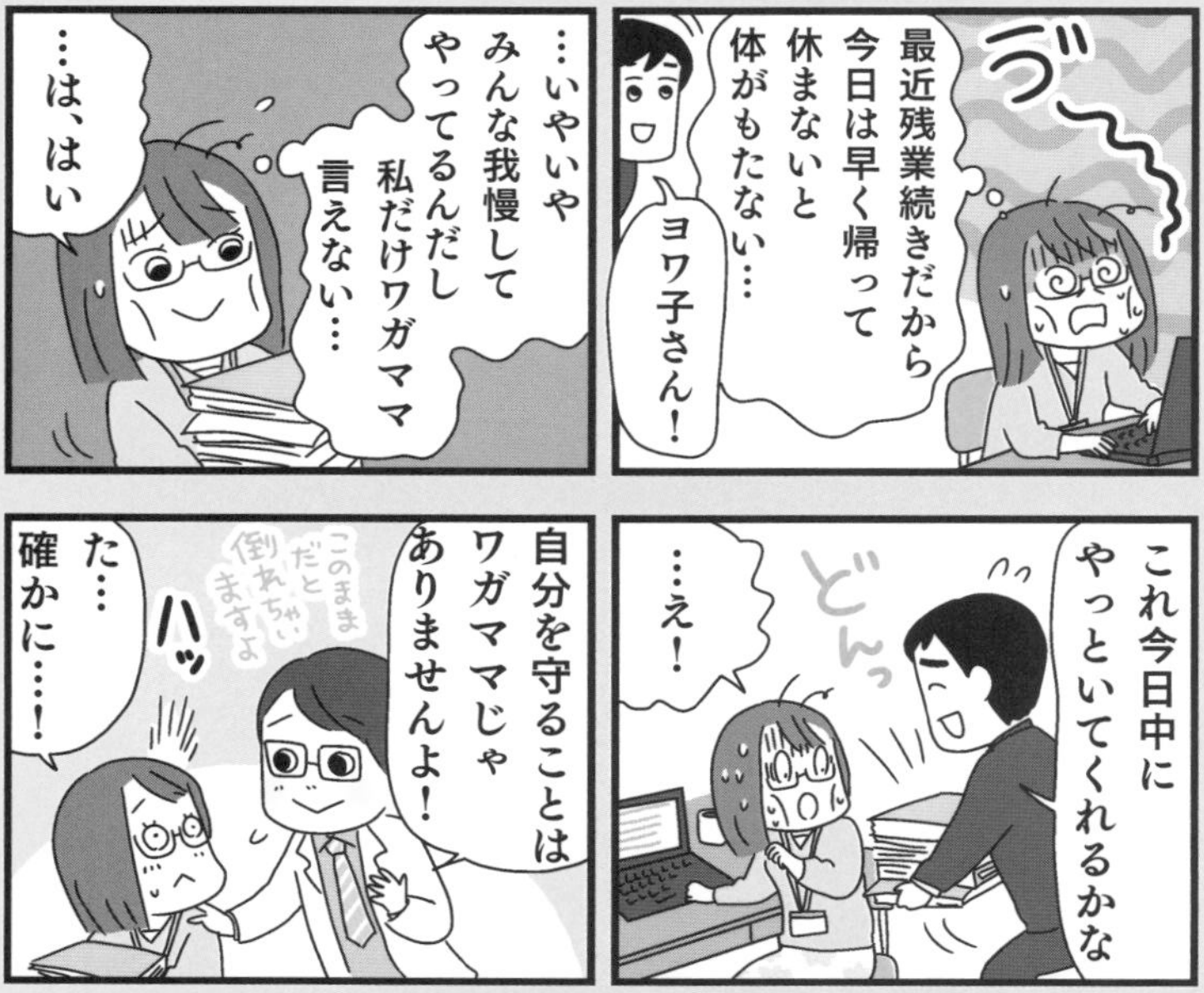

ゔ〜〜
最近残業続きだから今日は早く帰って休まないと体がもたない…
ヨワ子さん!
これ今日中にやっといてくれるかな
どんっ
…え!
…いやいやみんな我慢してやってるんだし私だけワガママ言えない…
…は、はい
自分を守ることはワガママじゃありませんよ!
このままだと倒れちゃいますよ
ハッ
た…確かに…!

「自分本位」という言葉の意味は、「自分を中心として物事を考えること・その姿勢」「自分を他人よりも優先して考えること・行動すること」です。

ここから解釈すると、「自分本位」は「わがまま」とか「自分勝手」とも言い換えられますね。確かに、わがままに自分のやりたいように生きることは、一般的に〝よいこと〟とは言いづらいかもしれません。ところが、人生にはこの自分本位さが必要なこともあるんです。

なぜなら、協調性を重んじて「他者の基準で生きる」ことは、「相手に合わせる生きかた」をしている、ということだから。

実は、こればかりでは物事がうまく運びません。つまり、ときには協調性ばかりでなく、自分を中心にして考える「自分本位」が必要となる場面があるというわけです。

したがって、僕はご相談いただいたお客様に「自分本位」という言葉を「自分基準」という意味に捉えてみてほしい、とお話しししています。

例えば、「残業が当然」という職場があるとしますね。

連日の残業で、あなたの心身はもう限界……。そういうときに、あなたが「協調性」を何よりも優先していたとしましょう。当然、人と合わせなくてはいけないという発想が先に立ちますから、すでに限界を迎えているにもかかわらず「みんなが頑張っているから……」と、つい無理を重ねてしまいます。

その結果として、あなたの体とこころが壊れてしまったら、どうなるでしょうか？

あえて厳しいことを言いますが、その会社はあなたが長期間動けなくなることで、結果として余計に厳しい状況に陥るかもしれません。あるいは、あなたの代わりをすぐに補充して何事もなかったかのように続いていく可能性もあります。

いずれにせよ、あなたの仕事への関与はそこで途絶えてしまいますね。それは、決してあなたの本意ではないはずです。

ではここで「自分基準」を重んじて生きていたとしたら、どうでしょうか？

自分の限界を感じ、「すいません、今日は体調が悪いので帰らせてもらいます」と、コントロールできたことでしょう。結果として、最悪のケースを免れることができるはずです。

「みんなに何て言われるか……」「会社での立場が……」「それはわがままだよ」。

そんな気持ちが湧いてくるのは、あなた自身が「他者の基準」で生きているから。つまり、「自分基準」で生きることを「わがまま」と認識してしまっているのです。
そして、他者がどう思うかという考えに依存しすぎると、結果として、自分の体やこころを大きく傷つけることに繋がります……。

自分を守れるのは、あくまでも自分だけ。

だからこそ、ときには自分の基準で生きることをしっかりと意識しなくてはいけないと考えています。そう、それは決して「わがまま」ではなく、自分の心身を守るために必要なことなんです。自分のコンディションをキープすることができて初めて、他者のためにも動けるようになるのですから。

「人の役に立ちたい」「誰かの笑顔を作りたい」。
そんな素敵な思いがある人こそ、ときには「自分本位で生きる」ことを忘れないでくださいね。

先日、縄跳びをしようと運動着を探すも、全て洗濯中。そこで、家族の悲壮な声を尻目に「完全変態」と書かれた面白Tシャツを着て跳び続けた僕は、単なる「わがまま」(笑)。

嫌なことは嫌と言う

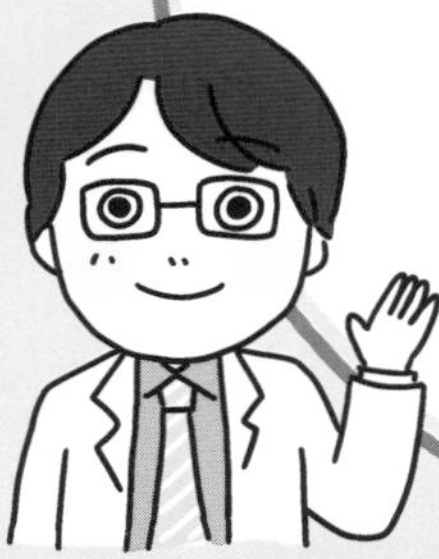

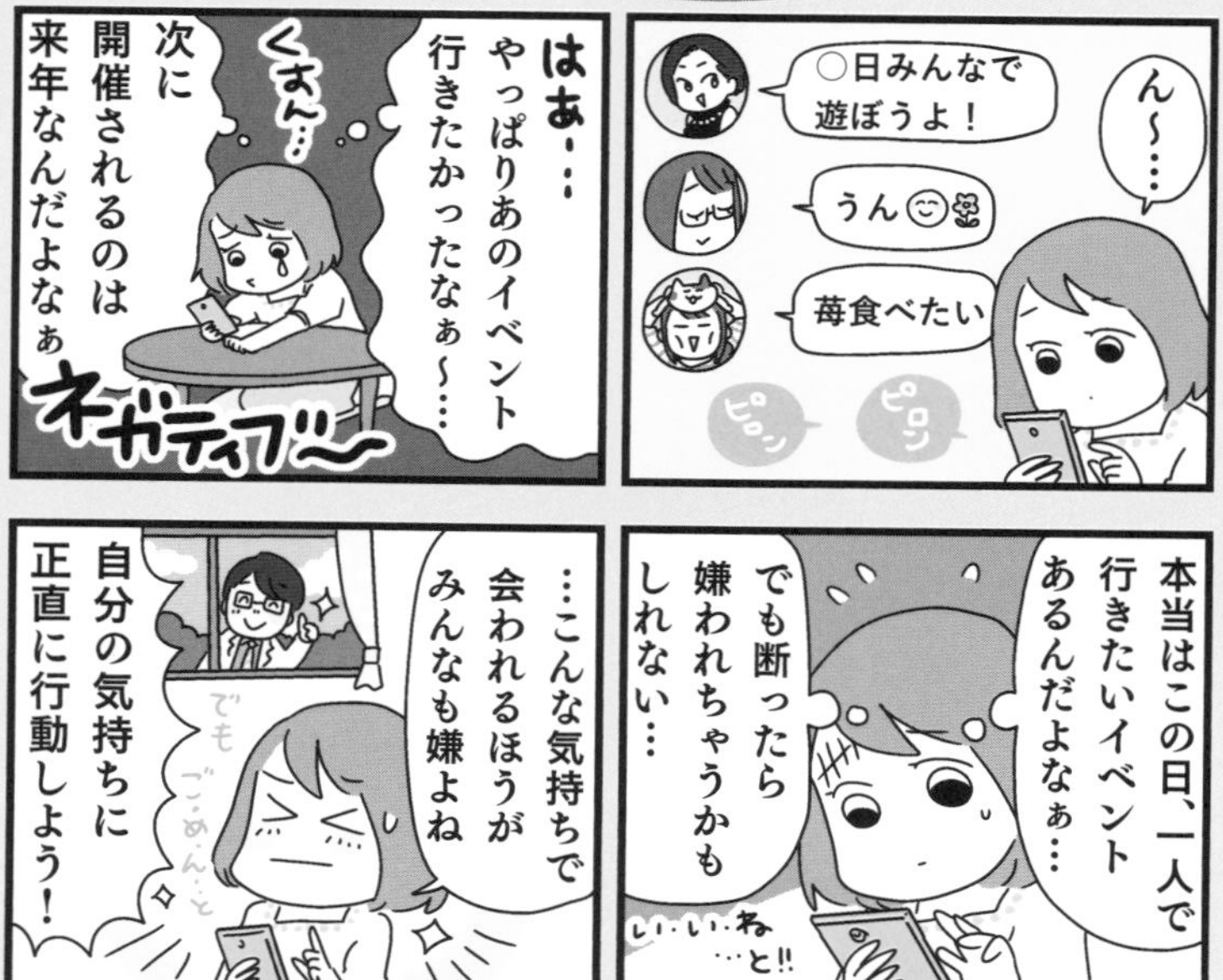
○日みんなで遊ぼうよ！
うん
苺食べたい
ん〜……
ピロン
ピロン
本当はこの日、一人で行きたいイベントあるんだよなぁ…
でも断ったら嫌われちゃうかもしれない…
い・い・ね…と!!
はあ・・・
やっぱりあのイベント行きたかったなぁ〜……
くすん…
次に開催されるのは来年なんだよなぁ
ネガティブ〜
…こんな気持ちで会われるほうがみんなも嫌よね
でもごめん…と
自分の気持ちに正直に行動しよう！

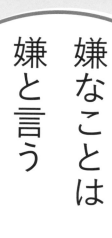

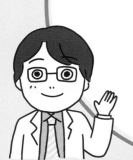

こころのなかでは正直「嫌だな」と思う頼まれごとでも、なかなか断れないという人、多いのではないでしょうか？

それは往々にして、「断ったら相手が自分のことをどう思うか」という〝不安〟が主な理由かと思います。その気持ち、僕もよくわかります……。

ただし、嫌なことはしっかり嫌だと言ってください。実は、「できないことはできない」「嫌なことは嫌」と、しっかりその場で答えることこそが、お互いにとって最良のトラブル回避法となるのです。それはなぜか、ご説明していきましょう。

まず、あなたがこころのなかでは嫌だと思っていたにもかかわらず、それを受諾し、それがうまくいかなかったら、どうしますか？　あるいは、嫌だと思ったこと自体が、相手に伝わってしまったとしたらどうでしょうか？　これらの場合、むしろ相手に失望感や悪印象を与えてしまう可能性があるかもしれません。

そもそも、相手がそのことであなたに悪い感情を抱いたとしても、たとえ離れていったとしても「それはそれ」。相手の顔色やご機嫌をうかがいながら自分の気持ちを押し殺していけば、こころはどんどん疲弊していきますし、あなたが歩み寄りすぎても、結果としてよい結果に繋がることはないのです。

心理学でも気疲れの大きな原因の一つに、「相手の評価を気にする」ということがあるとされています。昨今では、現実世界のみならず、ＳＮＳでも「いいね！」を強要されるような気持ちになりがちですね。こういうときに大切なのが、自分と他人の課題を分けて考える「課題の分離」という概念を持つこと。言葉は難しいかもしれませんが、次のように考えてみてください。

「自分の意見をどう述べるか」＝自分の課題
「他人に対するマナーを守る」＝他人への課題

つまり、自分で発した言葉に対して他者がどういう意見を述べるかはコントロールができません。同じく、他者がどのような言葉を自分に投げてくるかをコントロールすることはできません。しかし、投げられた言葉に対して「自分の意見をどう述べるか」ということは、きっちりと自分自身でコントロールできますね。嫌なら逃げたってかまわないんです。

オンライン、オフライン問わず、人と接する機会がとても多い現代社会では、自分の気持ちに正直に行動することが求められています。

ところが、「嫌だ」と言い慣れていない日本人にとって、しっかりと自分の気持ちを相手に伝えるには少し勇気が必要かもしれません。でも、それはあくまで「慣れていない」から……。

「嫌というのは不誠実だから」「嫌といえば嫌われるかもしれない」という〝不安〟を、まずはゆっくりとこころの海に沈めて、カギをかけてしまいましょう。

自分の意思表示は、相手主体で行ってはいけません。いつでも「自分がどうしたいのか」と問いかけ、自分の内部からの声にしっかりと耳を傾けてみるようにしてください。

そして、ただ相手に「嫌」とだけ伝えるのではなく、「どうして嫌なのか」「どういう状況であれば受諾することができるのか」ということを、しっかり伝えるようにしましょう。

相手に自分の考えをきちんと伝えることができれば、相手もあなたの状況を知った上であなたを理解してくれるはずです。逆に言えば、それができない相手はあなたのことなど考えずに自分の主張だけを通そうとしている人間である、ということに他なりません。したがって、むしろ断るほうがあなたの今後の人生にとってはよいと思います。

自分の感情にしっかりと向き合って、自分に正直に生きてみてくださいね。

他人への興味を捨てる

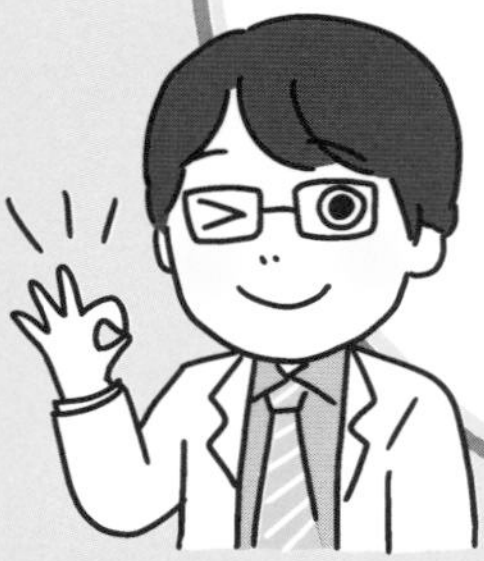

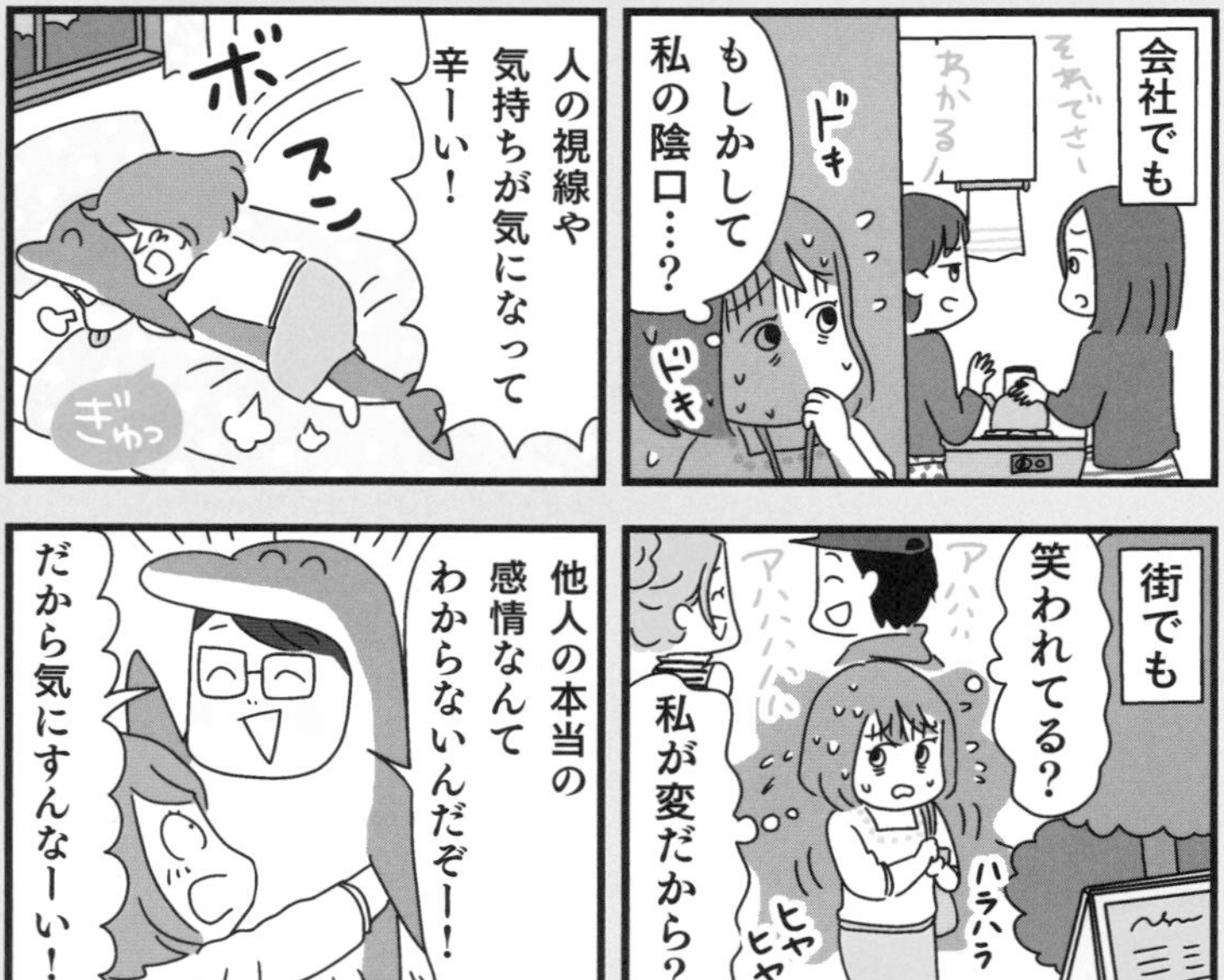
会社でも
それでさー
わかる!
ドキ
もしかして私の陰口…?
ドキ
街でも
笑われてる?
私が変だから?
ハラハラ
ヒヤヒヤ
人の視線や気持ちが気になって辛ーい!
ボスン
ぎゅっ
他人の本当の感情なんてわからないんだぞー!
だから気にすんなーい!

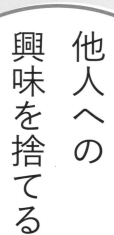

いつも他人の評価を気にしたり、他者からどう思われているのか、ということを気にしすぎてころが辛くなっている人はとても多いと思います。実際に、他人との比較を行うことで幸福度が顕著に下がるというデータが、様々な研究が立証されているほど。

そこで、どうしても他者との比較をしてしまい、こころが辛くなるというお悩みを抱えている方からの相談時に僕がお話しするのは、「他人への興味を捨てましょう」ということです。

ただし、注意してほしいのですが、これは「他人との関わりあいを拒否しなさい」ということではありません。そうではなく、あくまで「他人への興味というものを、できるだけ持たないよう意識してほしい」ということなんです。捨てるのは「関係」ではなく、「興味」だけ。

実は、他人の評価や他人からの感情（好き・嫌い）を過度に気にする、ということは「他人が気になって仕方がない」ということの裏返し。しかし、残念ながらどれほどそれらを気にしてみたところで、自分以外の人の感情や気持ちというものを完全に理解することはできません。

理解しようとしても、出口のない思考の迷路に迷い込み、こころは疲れるばかり……。言いたいことが言えなくなったり、損な役割に回ってしまったりと、ロクなことがありません。

そこで、「人の気持ちなんて考えてもわからない！　なら、考えるのをやめよう！」＝「他人への興味を捨てましょう」ということなんです。

最初は難しく、抵抗もあると思いますが、毎日意識し続けると、次第に気分がとても楽になっていきますよ。知らず知らずのうちに受けていたプレッシャーから開放され、パフォーマンスが上がり、得られる結果も自然とよいものになります。

僕がコミュニティに属するときに大切にしている「2：6：2の法則」という考えかたがあります。

これは、イタリアの経済学者ヴィルフレド・パレートが発見したとされる「パレートの法則」から派生したと言われているもの。パレートの法則とは「全体の数値の大部分は全体を構成するうちの一部の要素が生み出している」というもので、別名「80：20の法則」などと言われます。

わかりやすく言いますと、「売上の8割は全顧客の2割が作っている」「仕事の8割は全時間の2割の時間で生み出される」というような考えかたですね。

ここから派生した「2：6：2の法則」とは、「どれほど優秀な人間ばかりを集めたとしても、その組織は自然と優秀・標準・不調の比率が2：6：2になる」という人間社会における法則を指しますが、実はこれとは別に、人間関係における「2：6：2の法則」も存在します。

これは、「あなたがどんな行動を取っても、2割は好き、6割は行動次第でうつろう（どちらでもない）、2割は嫌いになる」というもの。

もちろん、全てのケースにこれが当てはまるとは思いません。でも、自分がどんなに好かれようと努力をしても結果はあまり変わらないし、むしろ悪くなることがあるということを意識するためには、うってつけの法則だと思いませんか？

この、人間関係における「2：6：2の法則」を常に頭の片隅に置いておくことで、少しでも気持ちが楽になってもらえたら嬉しいです。

また、相手の感情を〝うかがう〟のではなく、相手に対して自分のポジティブな感情を〝伝える〟こともオススメですよ。

「○○さんのそういうところがすごくかっこいいと思います」

「○○さんのこと、好きですよ」

そう言われて、嫌な気持ちになる人はいないでしょうから……。

余談。僕は事あるごとに妻に「好きです」と告白しているのですが、毎回「そうだね」という受け答えになっていない答えが返ってくるのは、きっと僕の精進が足りないせい……。

感情を放電する

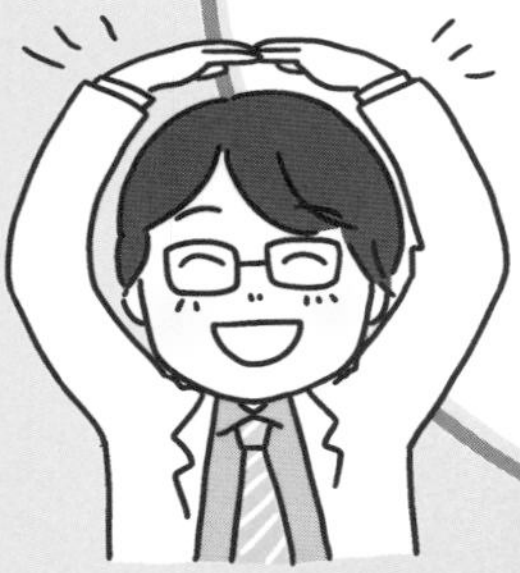

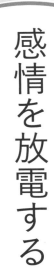

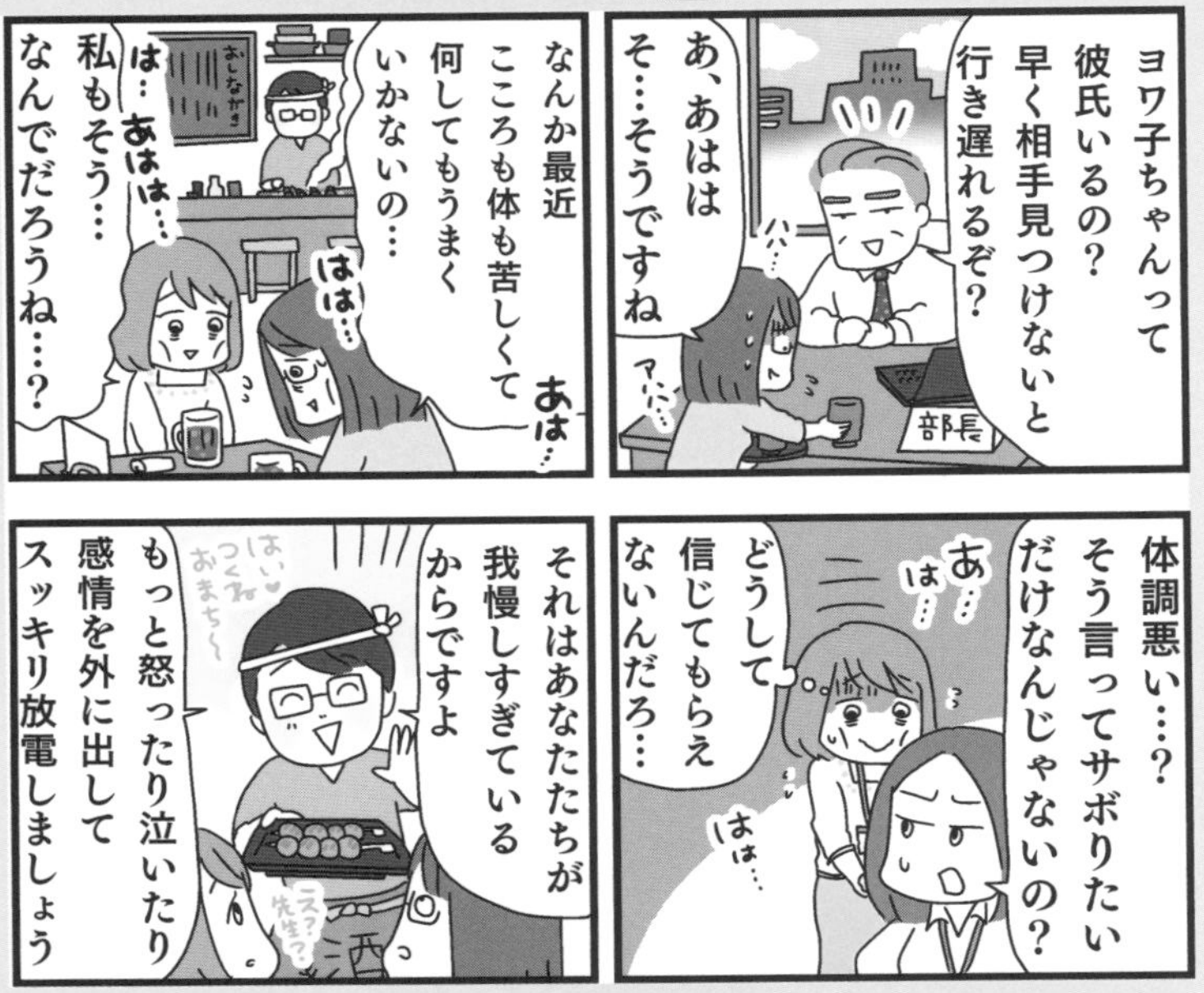
ヨワ子ちゃんって彼氏いるの？早く相手見つけないと行き遅れるぞ？
ハハ…
あ、あはは そ…そうですね
部長
体調悪い…？そう言ってサボりたいだけなんじゃないの？
あ…は…
どうして信じてもらえないんだろ…
はは…
なんか最近こころも体も苦しくて何してもうまくいかないの…
あは…
はは…
おしながき
は…あはは… 私もそう… なんでだろうね…？
それはあなたたちが我慢しすぎているからですよ
はい つくね おまち〜
もっと怒ったり泣いたり感情を外に出してスッキリ放電しましょう
エッ？先生？

「気晴らし」という言葉があります。

気を晴らす、という言葉があるくらいですから、ときには気が内にこもってしまうことがあるわけです。こういう状態を「気が詰まる」とか「気が塞がる」などと言いますね。

中医学では、体には「気」と呼ばれるエネルギーが巡っている、という考えがあります。

この「気」の流れが滞ってしまうのが「気滞《きたい》」という病態。まさに先述した「気が詰まる」「気が塞がる」状態を指します。

気の流れが滞ってしまうと、これがなかなかに厄介なもの。気持ちのバランスが崩れてイライラしてしまったり、そうかと思えば急激に落ち込んだりと、精神が安定しなくなってしまいます。また、こうした精神状態以外にも、体中の筋肉がこったり、つったり、目の調子が悪くなったり、お腹がガスでパンパンに張ったり、歯ぎしりが起こったり……など、体にも様々な異状が起こります。

したがって、体を巡る「気」は、体のためにもこころのためにも、常にのびのびと流れていなければいけません。

気の巡りをよくする方法としては、柑橘系のような鮮烈な香りに触れたり、酸味のある食べ物な

どを食べる、ゆっくりと入浴する、深呼吸や瞑想、ストレッチや読書をしたりするのがオススメです。

「気の巡りが悪い」というのは、西洋医学的に言えば交感神経と副交感神経からなる自律神経のうち、交感神経が過敏に働いている状態。すなわち、「過度の緊張状態にある」と言い換えることもできます。

つまり、自律神経がバランスを崩し、体やこころがガチガチに固まってしまっているわけですから、自分なりに、リラックスすることをこころがけてみてください。

そして、この他に僕がオススメするのは、「感情の放電」です。

怒りや悲しみなど種類を問わず、自分の内にこもってしまった感情を外に「放電」するイメージを持つとよいでしょう。

脳とは面白い臓器で、自分でイメージしたように、体とこころを近づけようと動きます。これを、最大限に活用するのです。

例えば、嫌味な上司と話をする前や、耳にしたくない情報が飛び込んできてしまったときにはバリアを張るようなイメージを持ってみてください。そうすることで、きちんと不快な言葉に対しての抵抗力を上げるようにしてくれるんです。

同じように、負の感情が自分のなかに停滞し、蓄積してしまったときには「放電」するイメージを頭に思い浮かべてみて。イメージしながら大きな声を出したり、嫌なことを紙に書き出してビリビリと引きちぎったりすることで、しっかりと「放電」することができるでしょう。

ポイントは、しっかりとイメージすること。そして、それを象徴するリアクションを取ること。この二つです。

高い壁にぶつかったり、やっていることに行き詰まったりしたときには、一度「放電」して、しっかりリフレッシュしてから、再度向き合ってみてください。きっと、意外なくらいスムーズに乗り越えることができるはずです。

くれぐれも、うっかり「蓄電」して、負の感情を溜め込まないように注意してくださいね。

ストレスを「放電」しようと、3日連続で毎日3時間ずつ「一人カラオケ」に通い詰めた僕。どうやら全ての感情を「放電」してしまい、1週間はヌケガラに。何事もほどほどに。

無理に外向的にならなくてもいい

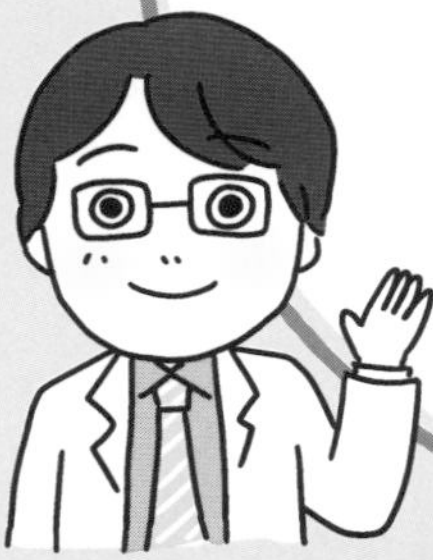

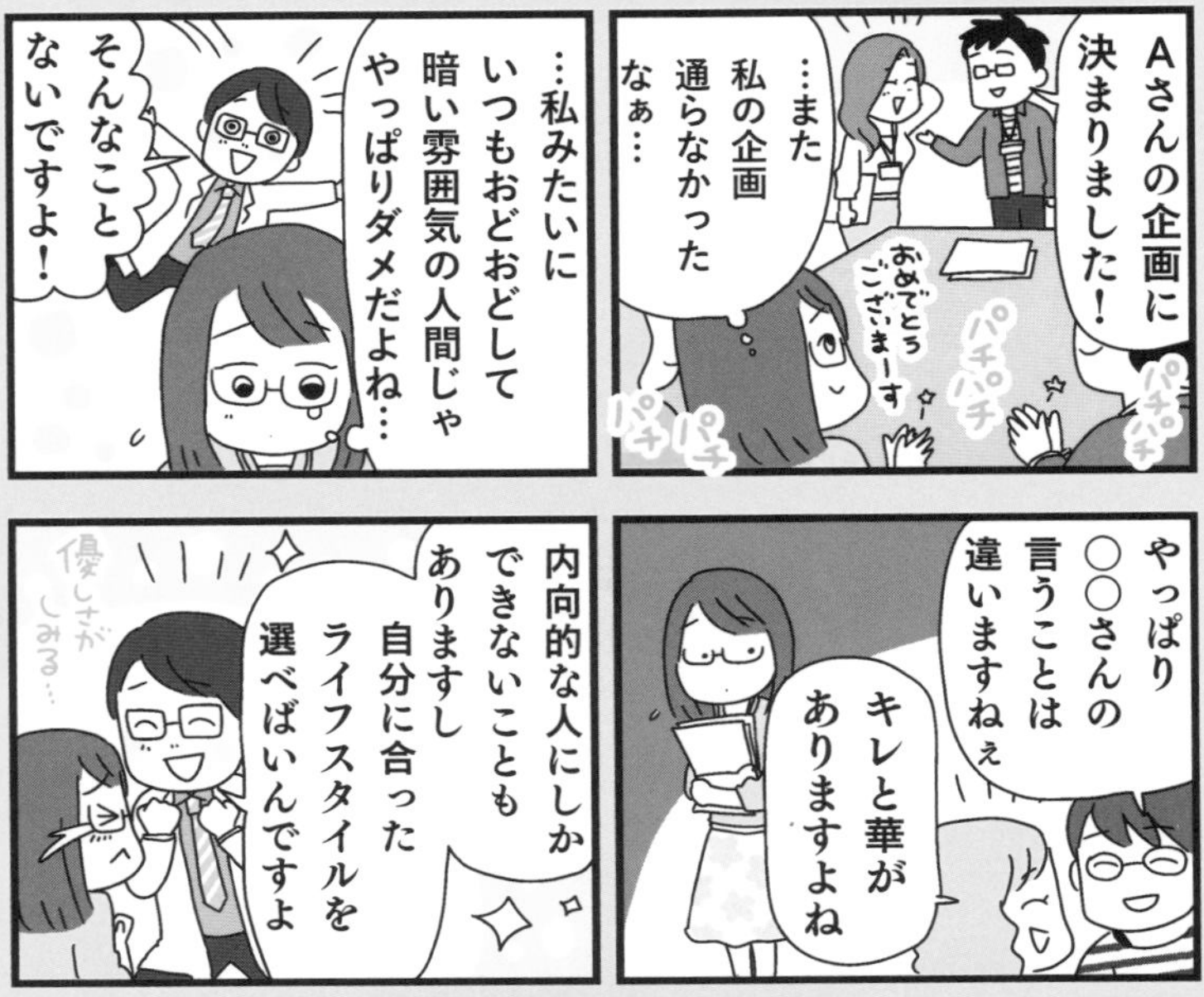
Aさんの企画に決まりました！
おめでとうございまーす
パチパチ
パチパチ
パチパチ
…また私の企画通らなかったなぁ…
…私みたいにいつもおどおどして暗い雰囲気の人間じゃやっぱりダメだよね…
そんなことないですよ！
やっぱり○○さんの言うことは違いますねぇ
キレと華がありますよね
内向的な人にしかできないこともありますし自分に合ったライフスタイルを選べばいいんですよ
優しさがしみる…

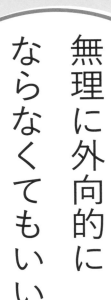

何となく世間では「内向的な人」が「外向的な人」より劣っている、と評価されがちです。そのせいか、僕のところにも、自分のことを内向的だと考える方が、「恥ずかしい」とか「外向的になりたい」と、相談にいらっしゃることが多くあります。

しかし、果たしてそうでしょうか？　内向的な人は外向的な人より劣っているのでしょうか？

僕は、全くそう思いません。

確かに、社会生活において外向的でハキハキと自分の意見を発言し、他人との関わりが上手な人間の評価が高い、というのは納得できます。でも、これはあくまでも社会的な一面としての評価にすぎないのです。

ところが、外向的な人を社会が評価することで内向的な人たちは疎外感を覚え、自分たちがイレギュラーな存在だと捉えてしまいがち。でもこれは「誤認」だと思います。その理由をお話ししましょう。

まず、内向きと外向きの人間の違いはどこにあるのでしょうか？　内向きの人はエネルギーを得る際に自分の内側にフォーカスします。一方で、外向きの人間はエネルギーを得る際に自分の外側にフォーカスします。

つまり、内向きの人間は内にこもることでエネルギーを蓄えることができる人で、外向きの人間は外部の人や物に接することでエネルギーを蓄えることができる人、ということなんです。

これは、あくまでそれぞれの「特性」にすぎません。だからこそ、内向きに活動してエネルギーを蓄えられることもまた才能なんです。外向きの方は内向きの仕事（事務職など、部屋にこもって人と接することなく行うような作業）で疲弊していくのに対し、内向きの人はこうした行為は疲労が少なく、逆に気が楽になるのです。したがって、どちらが優れているということは決してありません。

自分の特性に合った仕事やライフスタイルを選択することで、こころや体の消耗を抑えることができます。

例えるなら、魚と陸の動物のようなもの。魚は陸には上がれませんが、空気のない水中でも活動ができますね。陸の動物は海での活動はできませんが、陸での活動ができます。このような考えかたで、ストレスのないライフスタイルを選んでみてはいかがでしょう。

くり返しますが、シャイであるとか人付きあいが苦手とかいうのは、ただの先天的な「特性」にすぎません。断じて、あなたの性格や能力の欠損ではないのです。したがって、外向的になろうとか、ならないといけないという思考を持つ必要性もないわけです。

それどころか、内向的な人には優れた特技があります。

それはアイデア、パッション、感情といった自分のなかから湧き上がる世界を実体化して、エネルギーに変える能力です。集中力が高く、自由な発想ができ、創造性が高いのも特徴。刺激や経験を一つずつじっくりと吟味したり分析したりする傾向がありますから、インプットを絞ってアウトプットに集中するとよい仕事ができるのです。

その反面、人付きあいや対外的、社交的な活動は苦手で、疲労を感じるのもまた事実。ですから、僕はご相談のお客様に「内８：外２のバランスで生きるといいですよ」とアドバイスしています。全ての外向的な社会交流を断つというのはなかなか難しいものですが、生活の20％くらいを外に向けるくらいの意識を持つとよいでしょう。

落ち着いて一人を好み、物事に集中して臨むことができる「特性」をきちんと認識して、「自分はこういうタイプです」と胸を張ってくださいね。

自分を輝かせる方法は、特性によって全く違うのですから。

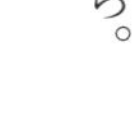

僕は、家にこもってゲームをしたり、プラモを作ったりしているときが至福の、めちゃめちゃ内向的な人間。「一見外交的なのに内向き最高代表」として、内向きのよさをガッツリ発信していく所存。

自分に優しく 他人にも優しく

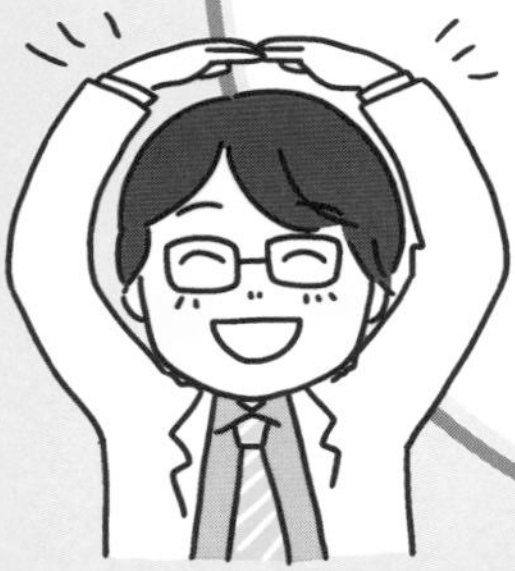

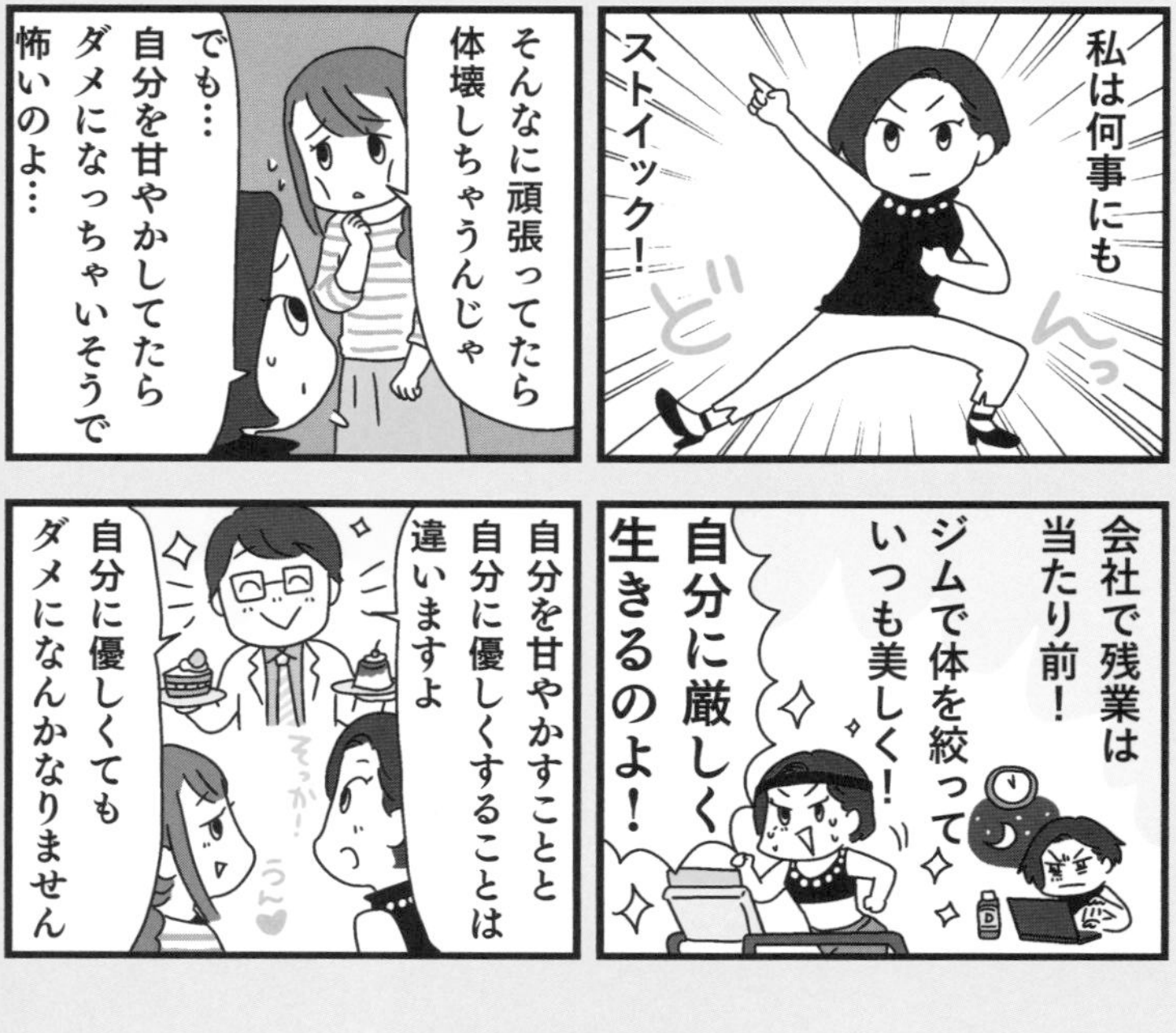

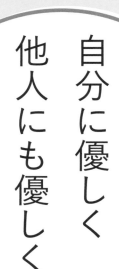

私は何事にも
ストイック！
どんっ
そんなに頑張ってたら体壊しちゃうんじゃ
でも…自分を甘やかしてたらダメになっちゃいそうで怖いのよ…
会社で残業は当たり前！
ジムで体を絞っていつも美しく！
自分に厳しく生きるのよ！
自分を甘やかすことと自分に優しくすることは違いますよ
自分に優しくてもダメになんかなりません
そっか！
うん♡

あなたは、自分自身や他人に対して「厳しい」と思いますか？
それとも「優しい」と思いますか？

残念なことに「優しさ」を「甘さ」と混同してしまう方が多く、「自分を甘やかすのはよくない！」と考える人が多いのが事実。ところが、「甘さ」と「優しさ」は全くの別物なんです。

「ストイック」という言葉がありますね。「禁欲的で厳格に身を持するさま」と何やら難しそうな意味ですが、すなわち、「様々な誘惑に負けることなく自分を厳しく律する」ということです。この場合、自分に「厳しい」という解釈でよいと思います。対して、「甘さ」とは「欲望に忠実である」ということですね。

もちろん、自分に甘かったり、他者を甘やかすというのは、律するこころが弱いというように解釈することもできます。僕もそう思いますし、過度に甘やかすのがよいことだとも思いません。ただし、「優しくする」ことは「甘さ」とは別物。僕は、「優しくする」というのは「過度のプレッシャーをかけず、自分の体やこころをいたわる」ということだと解釈しています。つまり、必要不可欠なことなんです。

人は、それほど強い生き物ではありません。「甘えるな！」とストイックに自分や他者に厳しさを与え続けたら、かかり続ける負荷にこころも体もいつしか壊れてしまうことでしょう。

欲望を律する「ストイック」なこころは、健康で充実した人生のために必要なものである一方、その負荷で壊れてしまわないよう、適度な「ガス抜き」が必要になるんです。疲れてしまった心身のケアを、決して忘れてはいけないのです。

以前、健康相談でこんなお悩みがありました。

僕に相談をしていただく前、別の漢方相談の場で「糖質を食べてはダメ」「油ものは一切摂ってはダメ」「乳製品を摂ってはダメ」など、厳しく指導されていたその方は、困り果てた顔でこうおっしゃいました。

「私は何を食べればいいのでしょうか？　そういう生活をすることで、本当に健康になれるのでしょうか？」

実際に、このような指導をされてからというもの、不眠がさらに増悪、ものを食べることが怖くなり食欲が減退し、2ヶ月程度の相談期間で4キロも痩せてしまったそうです。健康になるための健康相談で、まさに本末転倒……。

0か1かの考えで「あれもダメ、これもダメ」と考えていくと、人生はとても窮屈なものになってしまいます。「よい」ことだけをストイックにやり抜くことを強要されると、人はガス抜きできずにパンクしてしまうというわけです。

そこで、何よりも大切なのは「バランス」。

健康によいことも悪いことも、1～2回行っただけでどちらかに傾くわけではありません。あくまでも「積み重ね」で体質は構築されていくのですから、次のことをぜひ覚えておいてください。

＊決して強要しないこと
＊できることから、できる範囲で始めること
＊適度にガス抜きやご褒美を設けること

自分にも他人にも、バランスを計りつつ、「優しい」毎日を送ってみませんか？

少なくとも、僕は自分には「優しい」という自負があります。そんなわけで、今度の日曜日は力いっぱい怠惰に過ごしたいと思います。けっして、「甘さ」ではありません……。

「まだやれる」は限界のサイン

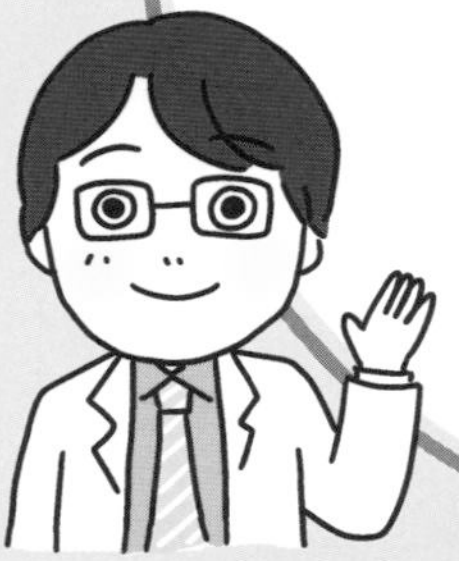

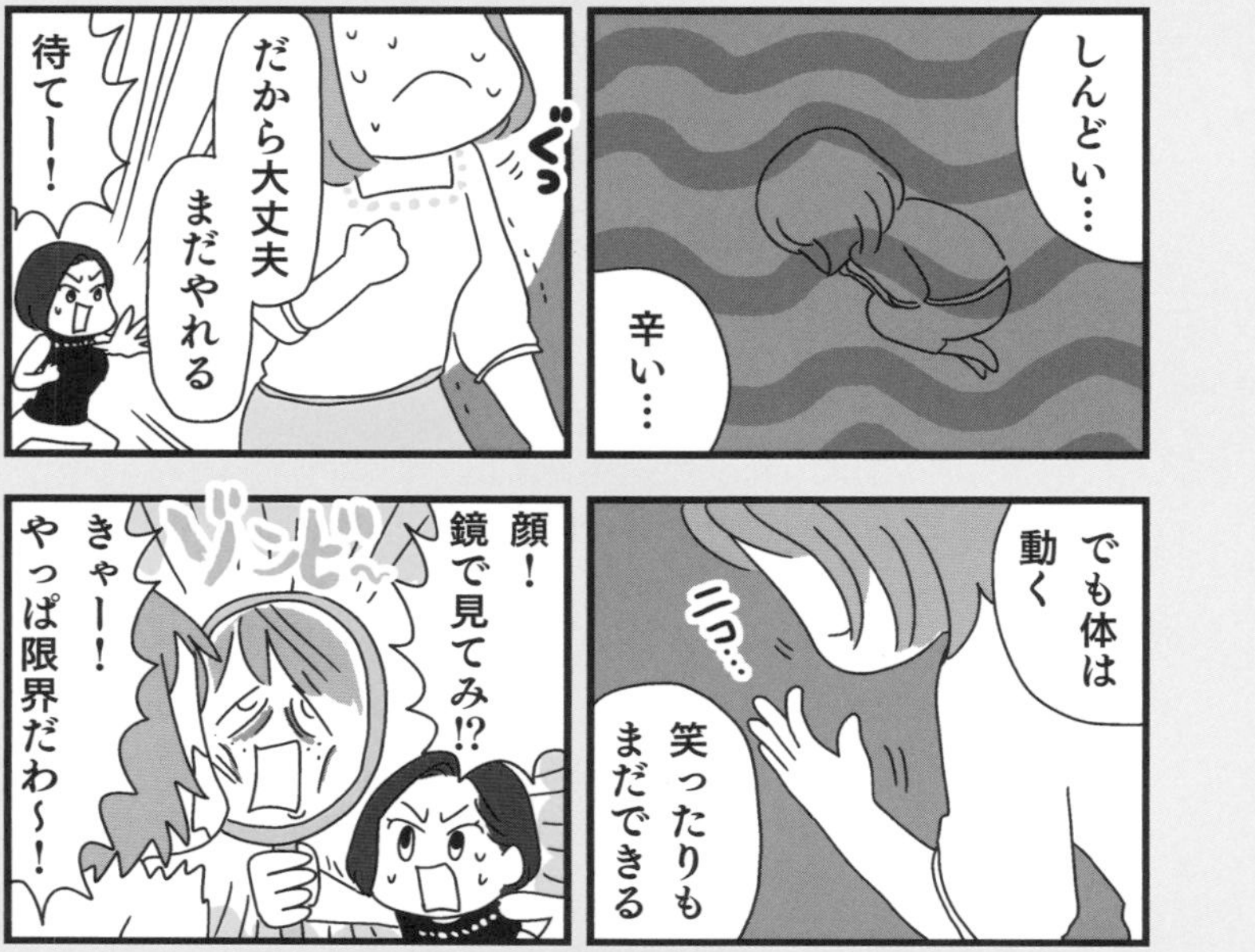

しんどい…
辛い…
でも体は動く
ニコ…
笑ったりもまだできる
ぐっ
だから大丈夫 まだやれる
待てー!
顔! 鏡で見てみ!?
ゾンビ～
きゃー! やっぱ限界だわ～!

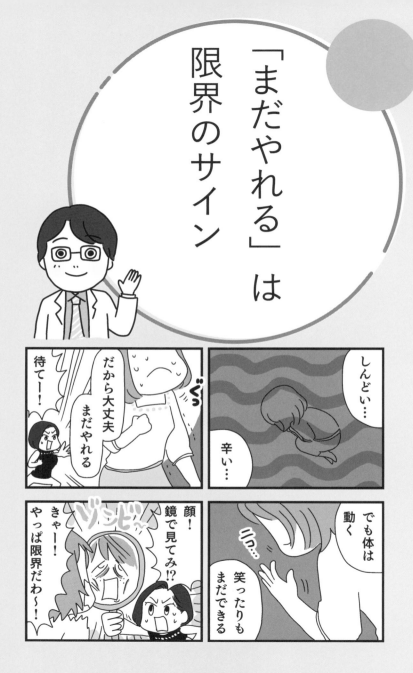

僕に相談をしてくださる方で、こころや体が壊れてしまったという方の多くに共通するのは、「まだやれる」という気持ちで無理をし続けてしまった、ということ……。

そこで、僕はSNSでメンタルケアの発信をする際、必ず「まだやれる」は「もう限界」のサインですよ、とお話ししています。

実際に、お客様に「まだやれる」と思っていたときの状況をうかがうと、かなり高い確率で、すでに体に様々な異常が出ていたと話されます。

これらの貴重な体験談を参考にして、みなさんにご自身を守っていただければと思いますので、以下、体験談の一部をご紹介します。

＊日替わりで体中の筋肉の様々な部位に、痙攣《けいれん》やしびれが起こる
＊意識が日に何度も飛ぶ
＊季節は冬で寒いのに、なぜか大量の汗が出てくる（夏で暑いのに悪寒がする）
＊とても辛いのに、なぜかおかしくて笑いが起きてしまう
＊息がうまく吸えない、吐けない
＊体中の感覚が薄く、五感が機能していないと感じる

もし、今みなさんにこのような症状が起こっていたとして、それでも「まだやれる」という言葉を口にされるのであれば、その危険性をどうか自覚していただきたいと思います。

対策としては、まずは何より必ず休む時間を優先して設けること。

たとえ上司に怒られても、無理をしてでも、です。そして、ある程度の休息を設けてもこれらの症状が収まらない場合は、仕事や家事など、その元凶になっているものから離れることを真剣に検討してください。

「それができれば苦労しない」という考え自体を、どうか封印してほしいと思います。

仕事において、あなたの代わりは必ずいます。ですが、あなたの人生において、あなたの代わりはいません。「仕事はそうかもしれないが、父親や母親の代わりはいない！」とおっしゃる方がいるかもしれませんが、倒れてしまえば、その大切な役割を担える人がいなくなってしまうことを、くれぐれもご理解いただきたいと思います。

少し別の角度からご説明しましょう。

ものを食べるときに「満腹だ！　もう食べられない」となるのは動物界では人間だけと言われています。なぜなら、人間以外の動物は、絶対に「満腹」という状態を避けるようにするからです。

いったい、なぜでしょうか。
それは「満腹が体にとって異常な状態であることを本能的に理解しているから」と言われています。

このことからもおわかりいただけるように、「満腹」とは病的で異常な状態なんです。「もう少し食べたいな」と感じる〝腹八分目〟の状態こそが、本来の「満腹」なのですから。これは、勘違いされている方も多いのではないでしょうか。

したがって、体もこころも負荷で「満腹」にしてしまうことなく、あくまで「八分目」まで、とこころがけておくとよいですね。
どうか、代わりのいない自分自身を大切にしてください。

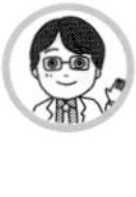

「甘いものは別腹」という言葉がありますね。でも、そもそも「別腹」なんてものは存在しません。食べた分だけしっかりと太りますので、くれぐれもご注意ください。

ため息をついても幸せは逃げない

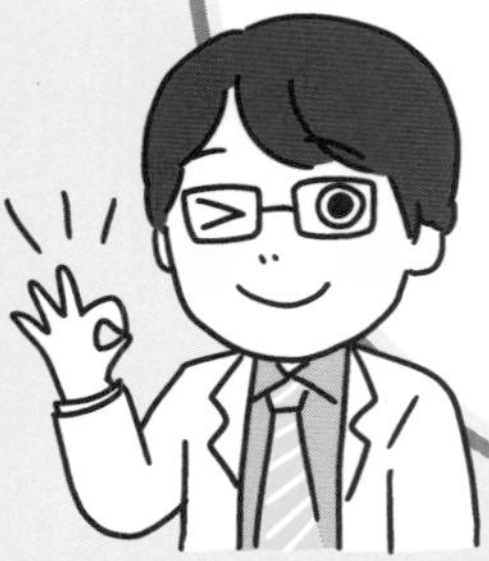

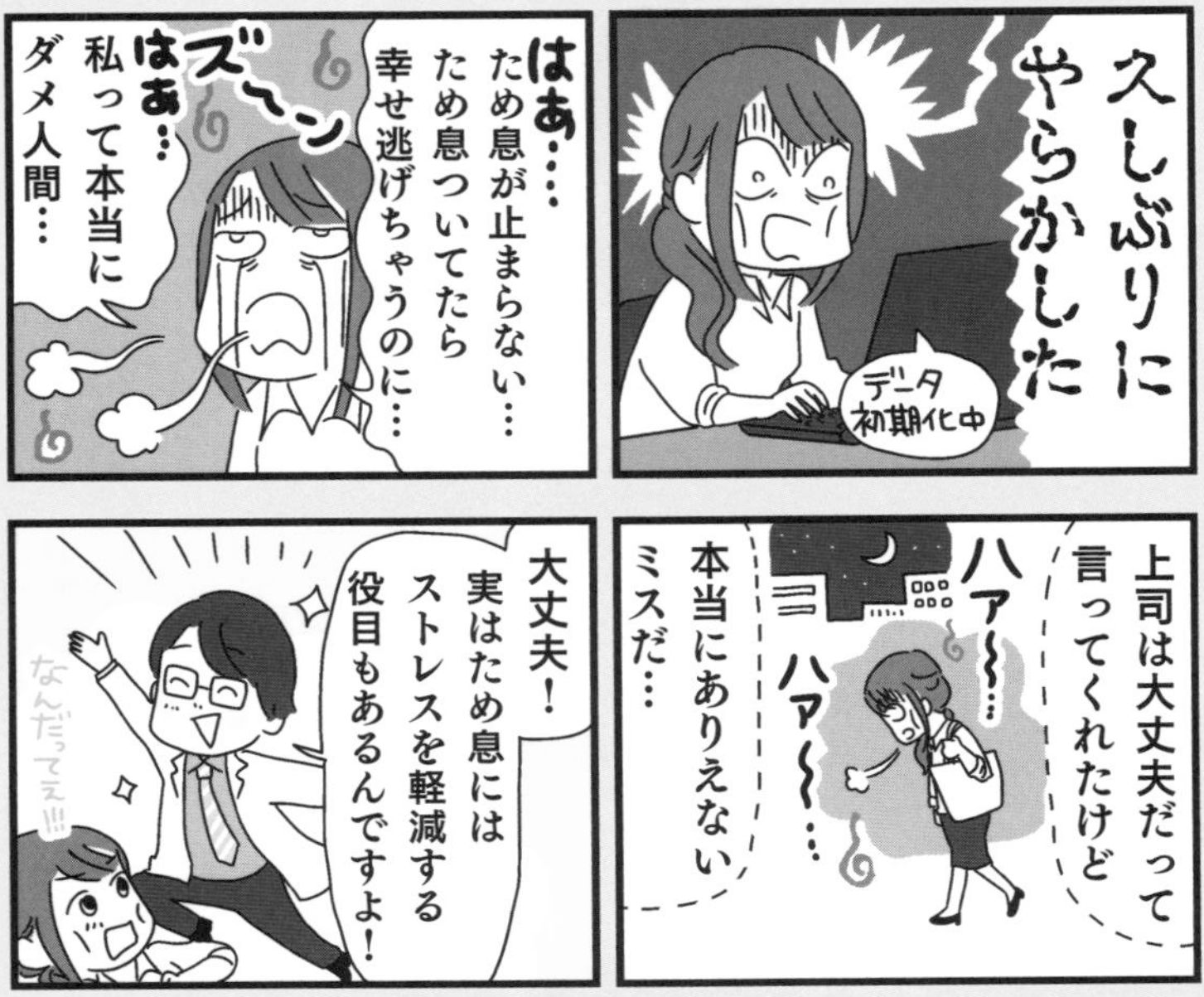
久しぶりにやらかした
データ初期化中
はあ…… ため息が止まらない…… ため息ついてたら幸せ逃げちゃうのに……
ズ〜ン
はあ… 私って本当にダメ人間…
上司は大丈夫だって言ってくれたけど
ハア〜…
ハア〜…
本当にありえないミスだ…
大丈夫！ 実はため息にはストレスを軽減する役目もあるんですよ！
なんだってぇ!!!

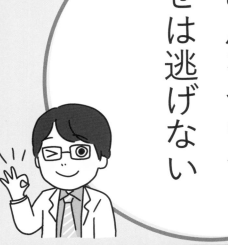

「はぁ」とため息をつくことが多い……。

身に覚えはありませんか？

「ため息をつくと幸せが逃げる」。

そんな言葉を耳にしたことがあるかもしれません。

でも、実は全然そんなことないんです。むしろ、ため息には、とっても素敵な効果がたくさんあるんですよ。

ため息が出るのは、心配事や悩みを抱えて、ストレスが増しているときが多いはず。

ストレスがあると、胸やお腹の筋肉が緊張して固くなり、呼吸が浅くなりがちです。すると、血液のなかの酸素が不足気味になり、それを補おうと体は交感神経を働かせて血管を収縮させます。血圧を上げ、全身への酸素供給をなんとか維持しようとするわけです。

でも、これは全身総出でストレスを迎え撃とうとしているのですから、当然、疲れてしまいますね……。

実は、そうした際の〝バランス調整〟に活躍するのが、「ため息」です。

ため息をつくためには、大きく息を吸う必要がありますね。それに続いて大きく息を吐く。これで、あたかも「深呼吸」のように、深い呼吸が自然とできてしまうんです。

前述した通り、緊張やストレスにより交感神経が優位になっているときにため息をつくことで、体をリラックスさせる副交感神経を優位にさせることができます。

つまり、呼吸、血流、内臓の働き、体温調節といった体の様々な働きを司る自律神経（交感神経と副交感神経）のバランスを取り、ストレスによる負荷を軽減してくれるわけです。

加えて、酸素をしっかりと吸い込み吐くことで、ストレスにより供給が減ってしまった全身への血液の流れを増やす効果も見逃せません。

実は、先ほどの「ため息をつくと幸せが逃げる」のように、言葉としてはあまりよいものではないとされている行動のなかには、逆にこころにとって必要なものが少なくありません。

例えば、「いい加減」という言葉も「なんだか雑な感じ」と捉えるのではなく、「良い加減」と漢字をあてれば「調度いい程度」と前向きに考えることができますよね。

人間の体はショックやストレスを感じると、自然に様々なリアクションを起こします。それらは、一見無駄なもの、あるいはあまり格好のよくないものに思われることもあるでしょう。ところが、実は人体にとって無駄な動きというものはほとんどないのです。

その多くが、自分自身を守り、体やこころのバランスを維持するためのものだからです。

したがって、周りからどう見られているかを意識するあまり、体が自然と起こす生理現象を我慢したり、隠したりすることは、体に余計な負荷をかけることにも繋がります。

自分の体からのサインは、無理せず外に出すことが大切なんです。

体の機能にとっては、むしろプラスの効果ばかりのため息。

どうか、「幸せが逃げる」などと言わずに、しっかりとため息をついてみてくださいね。

涙を流すことのメリット

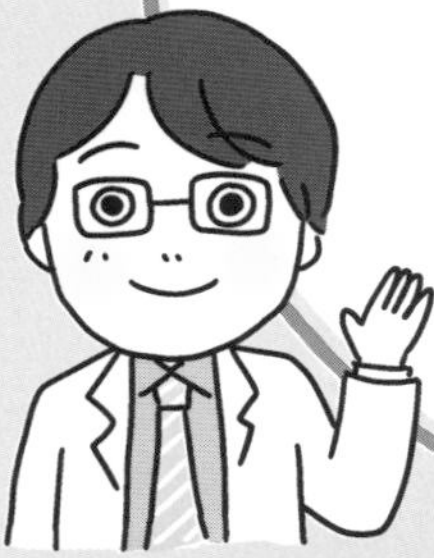

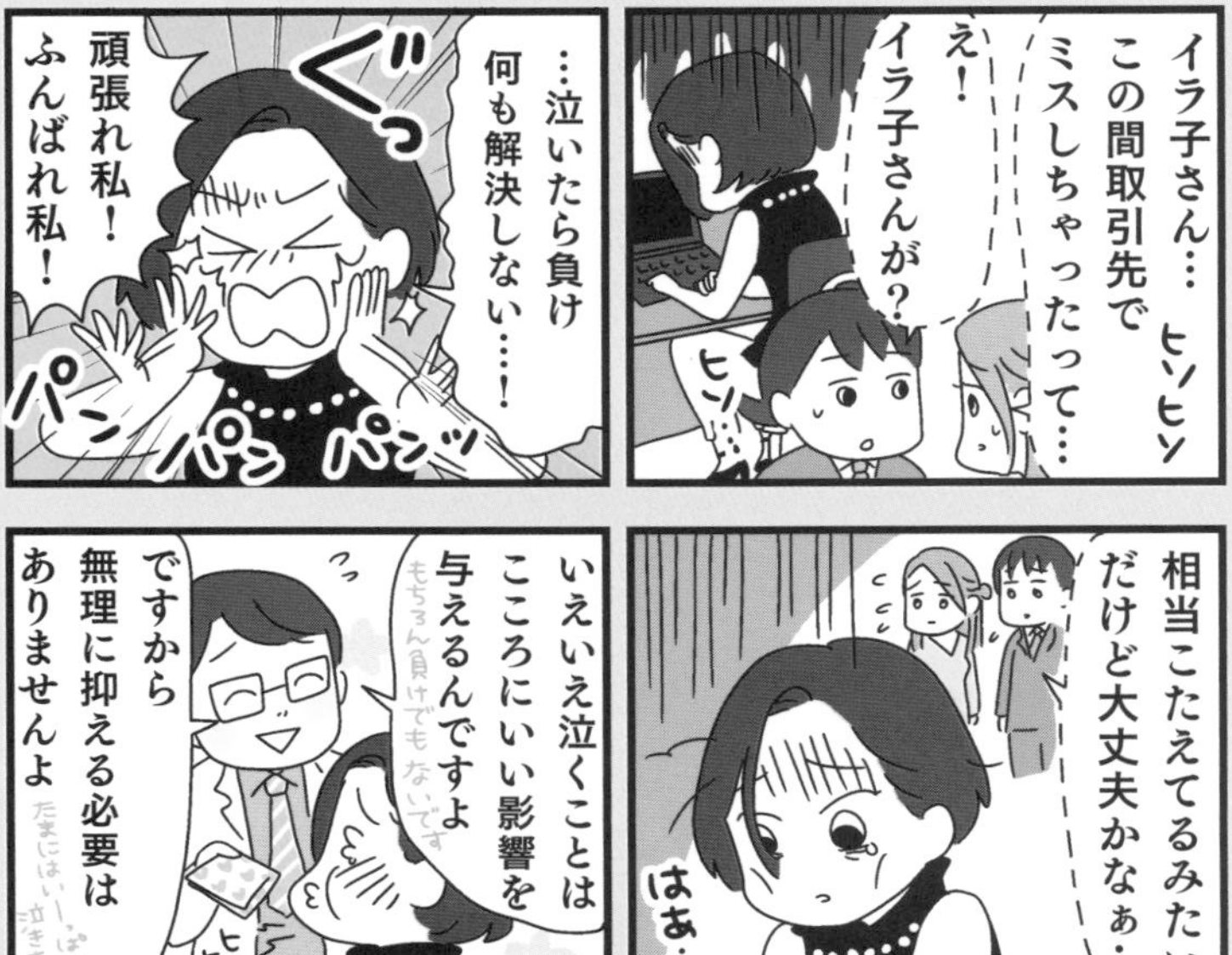
イラ子さん…
この間取引先でミスしちゃったって…
ヒソヒソ
え！
イラ子さんが？
ヒソ
相当こたえてるみたいだけど大丈夫かなぁ…
はあ…
…泣いたら負け
何も解決しない…！
ぐっ
頑張れ私！
ふんばれ私！
パンパンパンッ
いえいえ泣くことはこころにいい影響を与えるんですよ
もちろん負けでもないです
ですから無理に抑える必要はありませんよ
たまにはいーっぱい泣きましょ♡
ヒリヒリ

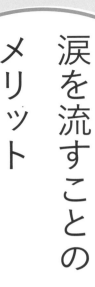

「メソメソするな」
「泣いても何も解決しない」

こんなふうに言われたことのある人は、多いのではないでしょうか。でも、ちょっと待ってください。実は、これは間違いかもしれません。

辛いことがあったときに思いっきり泣いたらスッキリした、という経験はありませんか？
それは、涙を流すことでリラックスを促す「副交感神経」が優位になり、ストレスで高ぶった「交感神経」とのバランスを取ってくれるから。そう、ストレスによって誘発された涙は「涙を流す」という行為で緩和されるのです。

笑うことでも副交感神経が優位になるとされますが、涙を流すほうがよりその効果は高い、と言われるほどなんです。

「涙を流す」という行為は、眼に異物が入ったときに、異物を外に出そうとする生理現象を除けば、その多くがストレスを感じたときのもの。

例えば、生まれたばかりの赤ちゃんは泣きますが、涙を流しません。なぜなら、赤ちゃんが泣くという行為はストレス由来ではなく、相手への「非言語的な会話」、あるいは「サイン」だからです。

人が泣くときに涙を流すのは、一般的に1歳程度からと言われています。これは脳が発達し、「お腹が空いた」「おむつが気持ち悪い」などということを訴える、「ストレス由来の涙」に変化してきているためです。

さらに成長すると、「悔し涙」や「いじめられて悲しくなって流す涙」という情動的な涙を流すようになります。小さな子供～小学生くらいまでは、嫌なことがあると大きな声を上げて泣きますね。このくらいの年齢の場合、感情をしっかり外に出すことが社会的にも許されています。

ところが、「男が泣くんじゃない」とか「悔しくても歯を食いしばって耐えろ」などという教育が行われることで、大人になると涙を流すことが何となく許されなくなってしまうんです。

でも、純真無垢な子供時代より、社会の厳しさに向き合わなくてはいけない大人のほうが、抱えるストレスははるかに大きくなると思いませんか？

こういう「大人の事情」で涙を流せない状況に追い込まれた場合でも、人間は「情動の涙」を流すことができます。「情動の涙」とは、感動する映画やドラマを観たとき、本を読んだときに、その物語の主人公などへの「共感」によって生まれる涙のことを言います。

この「共感」に関与する脳の領域は「前頭前野《ぜんとうぜんや》（内側前頭前野）」といい、集中力や注意力を持って外部からの感覚情報を認知的に判断したり、適切な行動を選択したりと、心理的相互交流に関係する場所と言われています。

「共感」の涙を流すことで、この前頭前野が刺激され、脳内がリフレッシュされるんですね。

社会生活において溜まったストレスに対し、どう対処したらいいかわからない……。そんなときは、感動的な映画などを観て、意識的に「情動・共感の涙」を、思いっきり流すとよいでしょう。涙を流す理由はどのようなものであれ、きっとあなたのストレスをさっぱりと洗い流してくれるはずですよ。

思いっきり泣いてリフレッシュしたら、また前を向いて歩き始めましょう。

僕は「はじめてのおつかい」を観ると必ず号泣します。つまり僕にとって、前頭前野を刺激し、脳内をリフレッシュさせ、ストレスを軽減するための最高の番組というわけです。

言葉を変えると現実が変わる

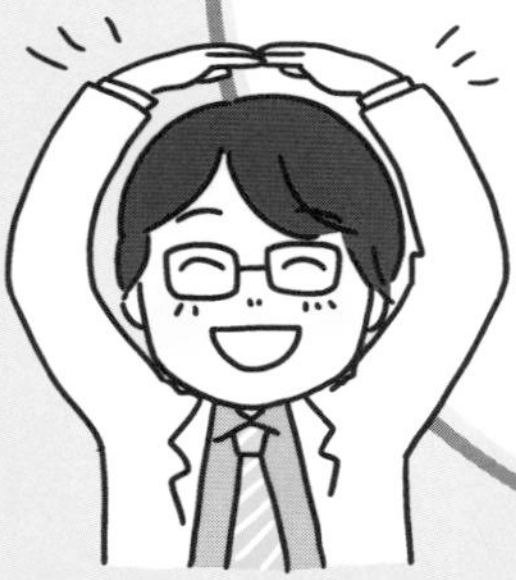

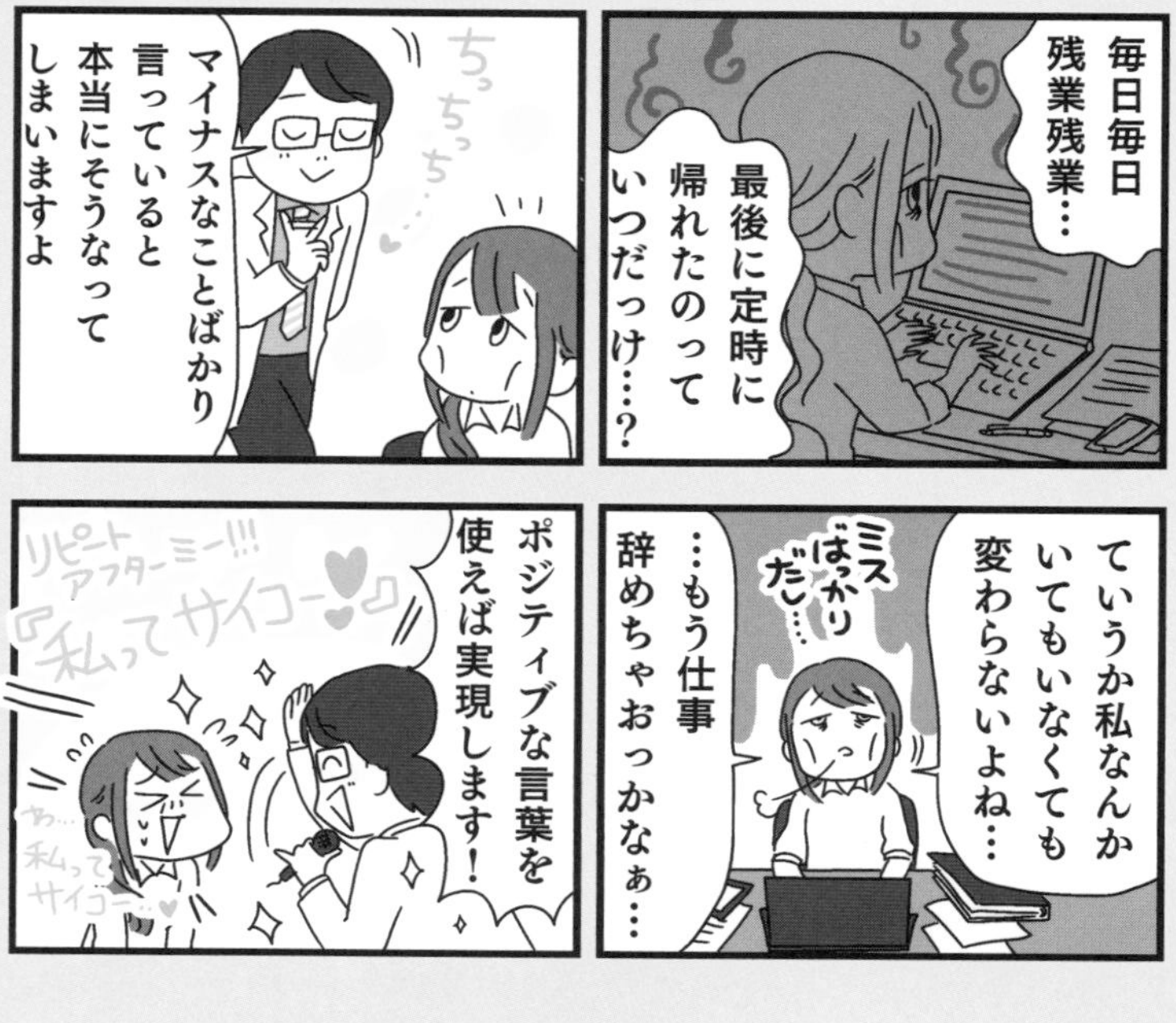

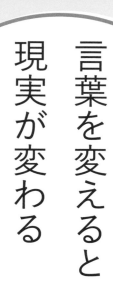

毎日毎日残業残業…
最後に定時に帰れたのっていつだっけ…？
ていうか私なんかいてもいなくても変わらないよね…
ミスばっかりだし…
…もう仕事辞めちゃおっかなぁ…
ちっちっち…
マイナスなことばかり言っていると本当にそうなってしまいますよ
ポジティブな言葉を使えば実現します！
リピートアフターミー!!!
『私ってサイコー♥』
わ…私ってサイコー…♥

転職、結婚・離婚、引越しなど人生の転機をきっかけに、誰しも「今の自分を変えたい！」と思う瞬間がありますね。でも、現実はそう簡単にはいかない……。そんなものです。

そこで、変えられない自分を簡単に変えることのできる、とっておきの方法を伝授しましょう。

それは「言葉を変える」ということです。

人間の脳のメカニズムとして、どうしてもポジティブな思考よりもネガティブな思考のほうが記憶に残りやすく、同時に口にしやすいという傾向があります。あなたの周りにも、愚痴や文句ばかり口にしている人が、結構多いのではないでしょうか。

でも、そういうネガティブな言葉を吐き続けていると、知らず知らずのうちに自分はもちろん、周囲にまで暗いムードや思考を撒き散らすことになってしまうのです。

「言霊」という言葉がありますね。まさしくこれは本当で、言葉は周囲の雰囲気や人間関係まで変えてしまう、強い力を持っています。実際に、脳は口にした言葉や耳にした言葉の通りに人間の行動を変化させる、という働きを持っているんです。

したがって、ネガティブな発言が続けば、その人の行動は全てネガティブで生産性の低いものになってしまいます。反対に、ポジティブな発言を続ければ、真逆の効果が得られるようになるというわけですね。

だからこそ、自分の今の現実を変えたいと思うのであれば、まずは「言葉」を変えていきましょう。ネガティブな言葉を吐きそうになったときは、こんな感じで変えてみてはいかがでしょう?

「毎日残業続きでもう最悪だよ。あー、辞めたい。会社に隕石でも落ちればいいのに」

↓

「仕事があるって幸せだよなあ。今、この大変な経験を乗り越えたらまた一つレベルアップできるかも。さあ! みんなで協力してさっさと終わらせちゃおうか!」

厳しい現実は変わらなくとも、言葉を変えるだけで、向き合う気持ちは全く違うものになりますね。

前向きな言葉によって周囲の雰囲気もポジティブになりますから、連帯感も増します。そのことによって、自分だけでなく周囲の人間のパフォーマンスまで上がり、結果として仕事も早く終わります。少なくとも、愚痴を吐きながら向き合うより、遥かによい結果に繋がることでしょう。

これは仕事だけではなく、人生の全てにおいて言えることだと思います。

そして、こうした前向きな言葉を積み重ねていくことで、本当に現実を変える力が生まれます。

実際に、「言葉を変えることで人生が変わった」という人を僕はたくさん知っていますし、何より僕自身が非常にネガティブな思考の持ち主でしたから、身をもって実感してきました。

例えば、高校時代に文化祭や旅行を計画するなかで、思わず漏れた「楽しいなあ」という言葉。そのひと言で、高揚感と共に仲間との連帯感が高まる気持ちが起こり、実際に何倍も作業が楽しくなったという経験があります。まさに、あれは「言葉の力」だったと思います。

自分の力で変えることのできない事象が、世のなかにはたくさん溢れています。

でも、「どうせダメだ」と諦めてしまう前に、どうか「言葉」を変えてみてください。

逃げることは、恥でも負けでもない

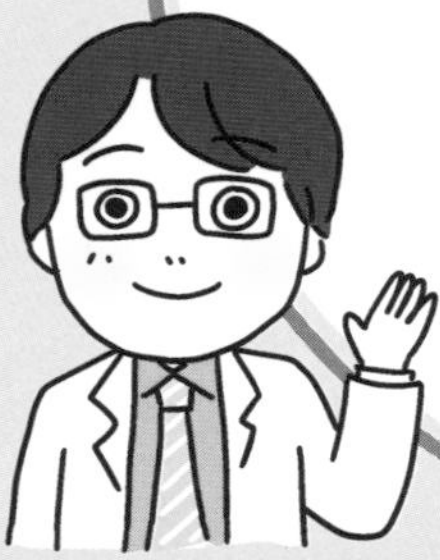

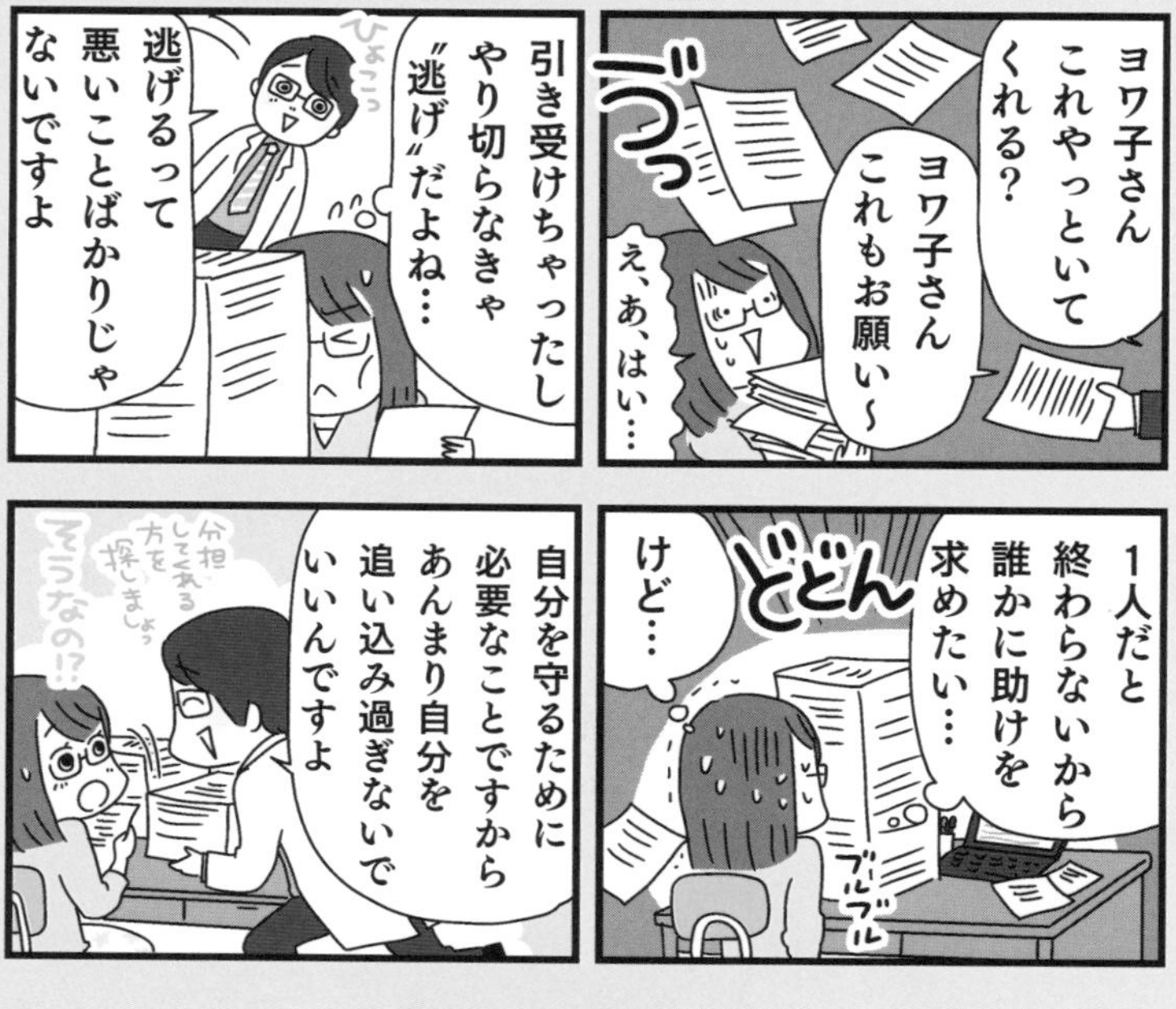
ヨワ子さん これやっといてくれる?
ヨワ子さん これもお願い〜
ずっ
え、あ、はい…
1人だと終わらないから誰かに助けを求めたい…
どどん
けど…
ブルブル
引き受けちゃったしやり切らなきゃ"逃げ"だよね…
ひょこっ
逃げるって悪いことばかりじゃないですよ
自分を守るために必要なことですからあんまり自分を追い込み過ぎないでいいんですよ
分担してくれる方を探しましょう
そうなの!?

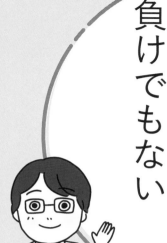

某有名マンガとドラマのタイトルに似たようなものがありましたが、「逃げる」という行為を、多くの人はネガティブに捉えがちです。

逃げたら恥ずかしい。
逃げたら負け。

これは、間違いだと思います。

まずは、人間以外の動物のことを考えてみてください。「逃げる」という行為を、動物たちが「恥ずかしい」とか「負けた」と感じることはありませんね。なぜなら、「逃げる」というのは生存するための、立派な本能の選択肢の一つだからです。

ところが、人間はどうしても「逃げる」という選択肢にいい印象を持たないため、その選択を先延ばしにしたり、どうにか回避しようと頑張ります。

くり返しますが、逃げるということは、決して悪いことでも間違った選択でもありません。なぜなら、逃げることも「自分の意思で選択する」ことに変わりないのですから。

それでも「逃げる」という言葉がどうしても嫌であれば、「不要なものを絶つための行為」と考えてみてはいかがでしょう?

例えば、「逃げるが勝ち」という言葉がありますね。

これは決して卑怯な考えではなく、むしろ相手との争いを回避したり、トラブルを事前に予測して避けることができたりと、無意味で不要なものを絶ち、人生を有意義に過ごすためのポジティブな考えかたの一つなんです。


特に気を付けてほしいのは、優しくて、真面目な人。こういうタイプの人はグッと無理して耐えてしまいがち。

人の弱みに付け込むような人は、こういうタイプの人が抵抗できないことを知った上で、攻撃的な言動でプレッシャーをかけてくることもあります。そんなときこそ、基本的には「逃げるが勝ち」なんです。

また、攻撃されたときに「ここで逃げるのは負けを認めることだ」と考えてしまう人も、同じく注意が必要でしょう。


勝ち負けを決めるのは、あくまでも自分のこころ……。

相手がどう思おうと関係ありません。

譲れない事柄を侮辱された時には真っ向から反論することもときには必要ですが、相手にする価値もないような場合や、言葉が通じない人を相手にするのは、はっきり言って「時間の無駄」。何なら、さっさと逃げてしまうことこそが「勝ち」である、と思ってもいいかもしれません。

もしそれでも「逃げる」という選択肢に抵抗を感じる人は、デメリットの多い人との距離を普段から置いておくことです。

「逃げるは恥でも負けでもなく役に立つ」

僕はこんなふうに考えていますし、この考えを実践したことで、今、とても幸せに生きています。

あなたにもぜひ、よい「逃げかた」を実践して、幸せになってほしいと願っています。

できることだけやればいい

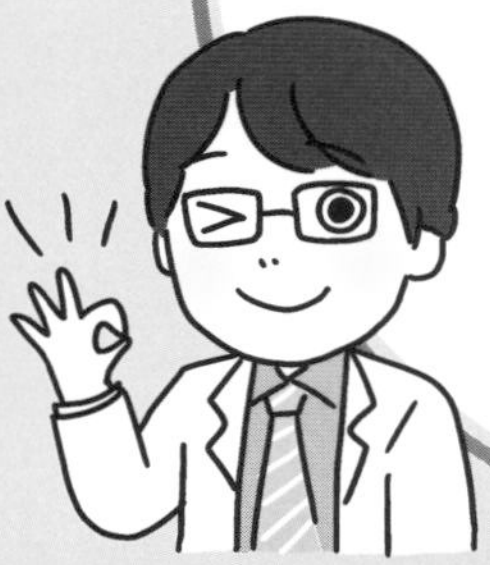

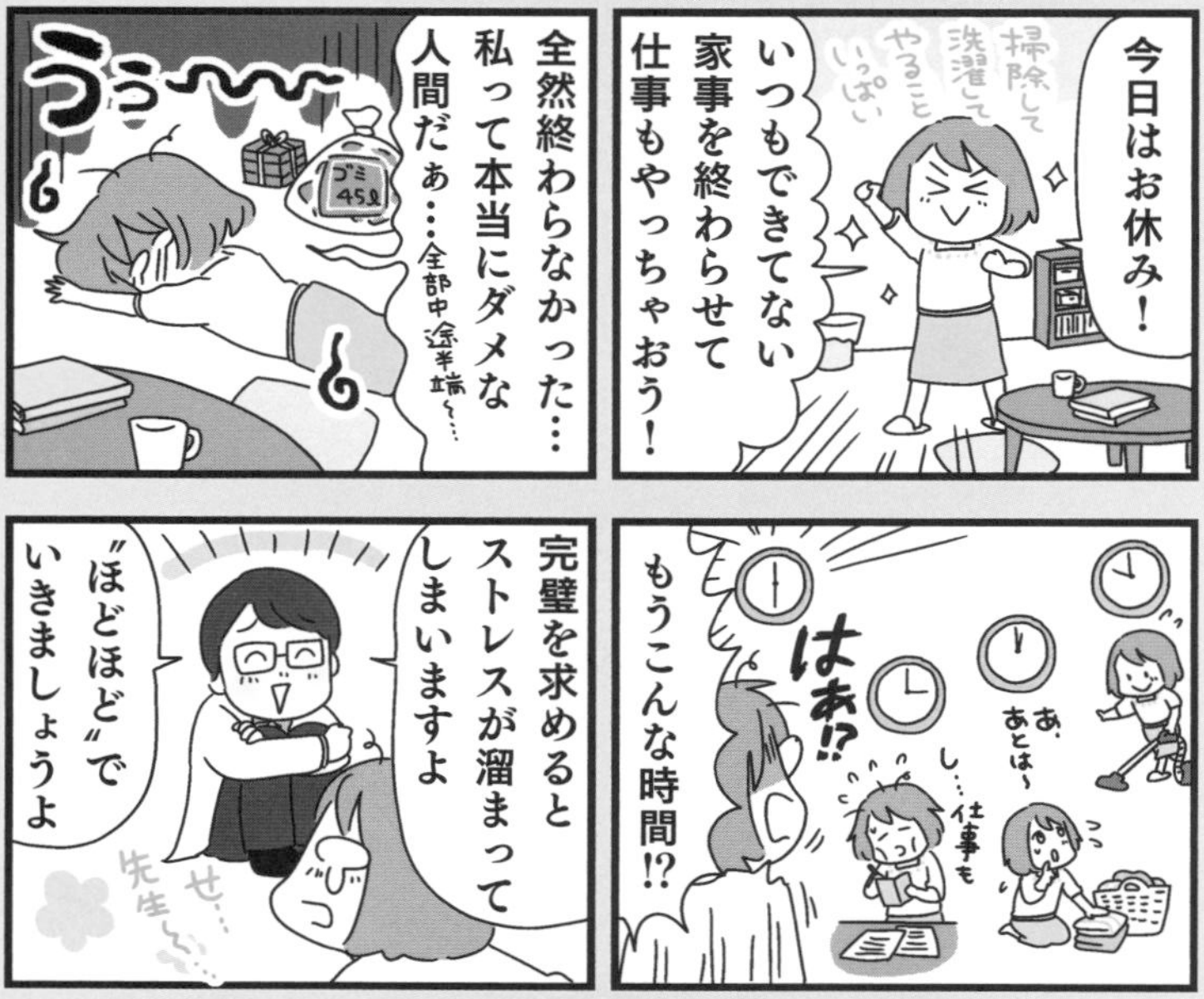
今日はお休み！
掃除して
洗濯して
やることいっぱい
いつもできてない家事を終わらせて仕事もやっちゃおう！
うう〜〜〜
全然終わらなかった…私って本当にダメな人間だぁ…
全部中途半端〜…
もうこんな時間!?
はぁ!?
あ、あとは〜
し…仕事も
完璧を求めるとストレスが溜まってしまいますよ
〝ほどほど〟でいきましょうよ
先生〜…
せ…

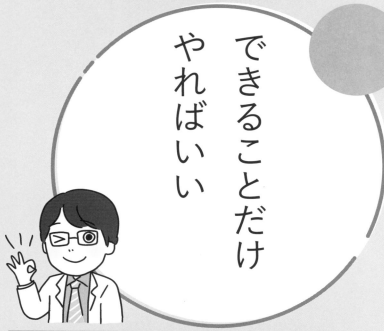

「中医学」の言葉で、「逍遥《しょうよう》」というものがあります。

日本の医療機関でもポピュラーに使われている「加味逍遥散《かみしょうようさん》」という漢方薬を、ご存知の方もいるかもしれません。この漢方薬の名前にもなっている「逍遥」という言葉のことです。

「逍遥」という言葉がどのような意味を持つのかと調べますと、「あちこちをブラブラと歩くこと・散歩・そぞろ歩き」などという意味が出てきます。少々わかりづらいですね……。

僕は「逍遥」の意味を、お客様には「散歩をするようなリラックスした気分」とお話ししています。このほうが、いくぶん伝わりやすいのではないでしょうか。

「加味逍遥散」についても、「散歩をするようなリラックスした気分にする漢方薬」であると説明すれば、なんとなくどのような漢方薬なのか、イメージしやすいかと思います。

そして、この中医学の「逍遥」という考えかたは、ストレスの多い現代社会を過ごすために、とても大切なものなんです。

＊完璧を求めようとする

ストレスを溜め込んでしまう大きな原因は、次の三つが挙げられます。

＊ギリギリまで頑張ろうとする
＊できないことにぶつかり続けて疲弊する

完璧を求めようとすればするほどこころや体はストレスを溜め込み、疲れてしまうもの。

そもそも、1日にこなせる行動には、どうしても個人の能力による限界があります。だからこそ、その日に終わらなかったことに対して「できなかった」と落ち込んだり、焦るのではなく、物事は「できることだけやればいい」と思ってみてください。

そのほうが肩の力が抜けて、結果として、やれることが増えるんです。

「そんなこと言ったって焦ってしまうよ！」というときは、ぜひ「逍遥」という言葉を思い出してみてください。頑張りすぎてしまう自分自身に向けて、「逍遥、逍遥」と声をかけてみるんです。最初は難しくても、そのうちきっと「できることには限界がある。自分のできることだけやればいいんだ」というリラックスした気持ちになれることでしょう。

しかし、どうしても「逍遥」がしっくりこない人のために、もう一つ、オススメの方法をお教えしておきます。それは「口角を上げる」こと。

例えば、鏡に映った自分の顔を見たときに、すごく顔が疲れていたり、白髪が増えていたり、眉間にシワが寄っていたり……。どこか余裕のない顔をしていたら、まずは、口角を上げてみてください。

笑顔の表情を作るだけで、脳は、実際に楽しいことをしたときと同じように幸福感を覚えるホルモンを分泌するんです。ある研究によれば、「口角を上げる」という行為により、チョコバー2000本分の多幸感を得られるという結果が出ているとか。

口角を上げる

↓

気持ちが上向く

↓

散歩するようなリラックスした気分（逍遥）に入る

↓

できることだけやればいいんだ！

この思考の流れを作ると、とても楽になりますよ。ぜひ、お試しあれ。

チョコレートが嫌い？　では、好きなもの2000個に脳内変換してください。僕が許可します。なんなら僕も、チョコバー2000本より猫2000匹のほうがテンションが上がります。

情報の取捨選択をしよう

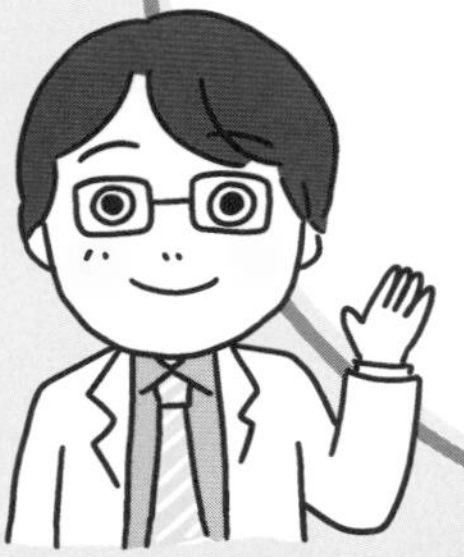

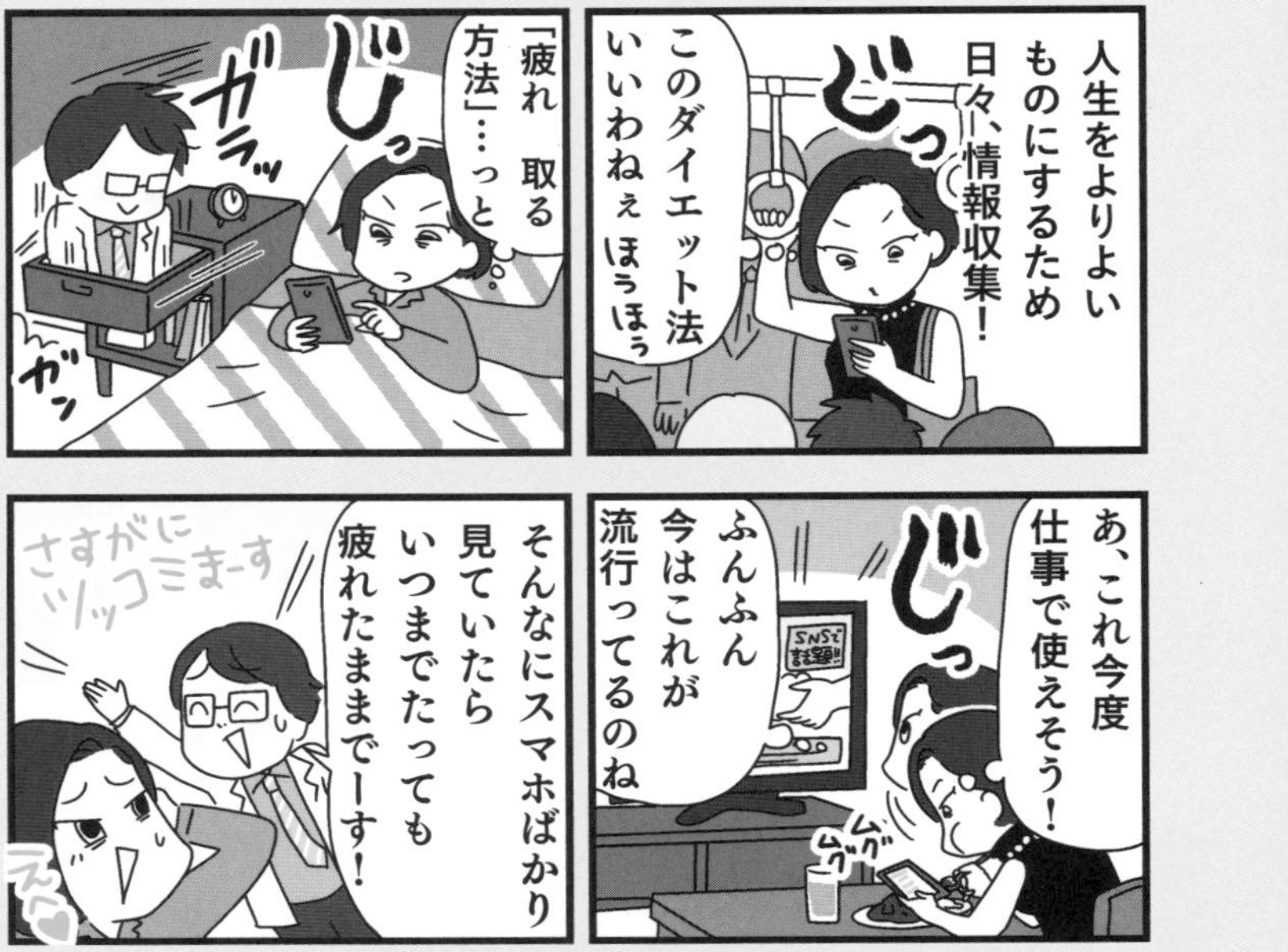
人生をよりよいものにするため日々、情報収集!
じっ
このダイエット法いいわねぇ ほうほう
あ、これ今度仕事で使えそう!
じっ
SNSで話題!!
ふんふん今はこれが流行ってるのね
ムグムグ
じっ
「疲れ 取る方法」…っと
ガラッ
ガン
そんなにスマホばかり見ていたらいつまでたっても疲れたままでーす!
さすがにツッコミまーす
えへ♡

現代を生きる私たちが、何気なく1日に受け取っている情報量。それは、なんと江戸時代の人間の1年分、という統計があります。まさに、驚きの量ですね……。

つまり、これほどの情報に毎日さらされている私たちの五感や脳は、当然ながら、とてつもなく消耗している、というわけです。スマホ、PC、テレビ。媒体が無数に広がり、そこから止まることのない洪水のような量の情報が流れ込んでくる毎日……。

そんな私たちに求められるのは、「情報の取捨選択」ということに他なりません。

情報量が多いということは、まさに、情報自体も玉石混交ということ。だからこそ、必要な情報だけを取り入れ、必要のない情報は捨てていく、という作業が必要になってきます。でも、「どれが必要な情報で、どれが必要でないのかわからない」と思われる方も多いことでしょう。

正しい情報を得るためのコツとしては、以下を参考にしてみてください。

＊専門機関・専門家の情報を参考にする
＊「評論家」や「マスコミ」の情報を鵜呑みにしない
＊過去から紡がれている伝統知識も尊重しつつ、最新の情報といいとこどりをする

＊感情の偏りなく、情報と向き合う

そして、実は正しい情報を精査すること以上に大切なのが、「疲れたら情報をシャットアウトする」ということ。スマホやテレビの電源を入れれば、情報がエンドレスに流れ込んできますね。たとえ自分が意識していなくても、あらゆる情報がみなさんの脳内に入ってきているはずです。

現代生活を送るなかで「スマホのない日々やテレビのない生活なんてありえない」と思う人も多いかと思いますが、次のような症状が出ているとしたら、それはメンタル疲労のサインかもしれません。

＊スマホを開くと頭痛がする
＊目が疲れ、まぶたの痙攣が止まらない
＊頭のなかで考えがまとまらない
＊夜に目が冴えて眠れない
＊ニュースを見て、息苦しくなったり動悸が起こる

このようなときは、スマホを「家に忘れた」ということにでもして、電源を切ってしまうことをオススメします。

ある程度の時間だけでも情報を遮断することで、精神の疲労度は大きく変わるんです。様々な不安をあおる情報が溢れる現代生活において、こうしたメンタルケアは、まさに必要不可欠。

特に、自分の健康に関する不安についてインターネットで情報検索をくり返してしまい、余計に不安を増長してしまうようなことが多い方は、十分に注意が必要です。

専門家による適正な検査等なしに、自分の状態を正確に判別することは極めて難しいもの。情報を増やせば増やすほど、解決から遠ざかり、不安を増幅させるだけですから。

まずは、信用度の高い情報だけを得るようにこころがけ、情報を収集する時間を決めて、それ以外の時間には情報を発するものから極力距離を置くようにしてみてください。

情報は毎日を豊かにしてくれるものでもありますが、過剰になればこころを大きく消耗させてしまうもの。そのことを、常に意識するようにしてくださいね。

情報をシャットアウトしようと意気込みすぎて「ゲラウェイ！」と叫んで窓からスマホを放り投げたりしないよう、くれぐれもご注意ください。あ、僕のことですけど……。

- COLUMN 1 -

こころを癒やす香り

「香りの力」は元気や意欲を出したり、睡眠を促したりと様々。もちろん「こころを癒やす香り」もあります。脳がゆっくりと働いているときはストレスが少なく、「α波」が多く出ているリラックスした状態。つまり、「α波をたくさん出す香り＝こころを癒やす香り」ということです。身近なのは、コーヒーの香り。特に、ブルーマウンテンやグアテマラがよいとされています。逆に、タバコの香りはα波を減らすので、注意しましょう。

また、香りといえばアロマも効果的。気分によって、使い分けるとよいでしょう。

＊イライラ、モヤモヤ、無気力
オレンジ、レモン、グレープフルーツなど柑橘系
＊落ち込んだり、不安なとき
ローズ、ジャスミン、ラベンダーなどフローラル系
＊落ち着かないとき、無気力、モヤモヤ
フェンネル、ローズマリー、セージ、タイムなどハーブ系

第2章

日々の過ごしかた

こころを傷めないために、
また、もし傷めてしまったときにできることとは？
普段の生活に取り入れやすい、
簡単な養生法をご紹介します。

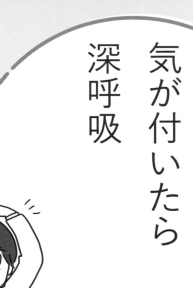

気が付いたら深呼吸

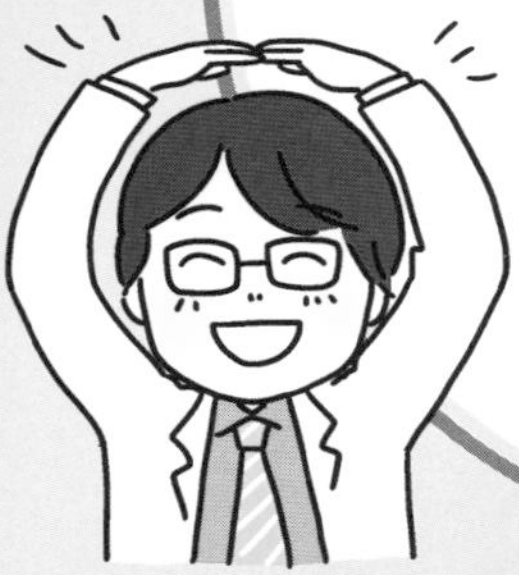

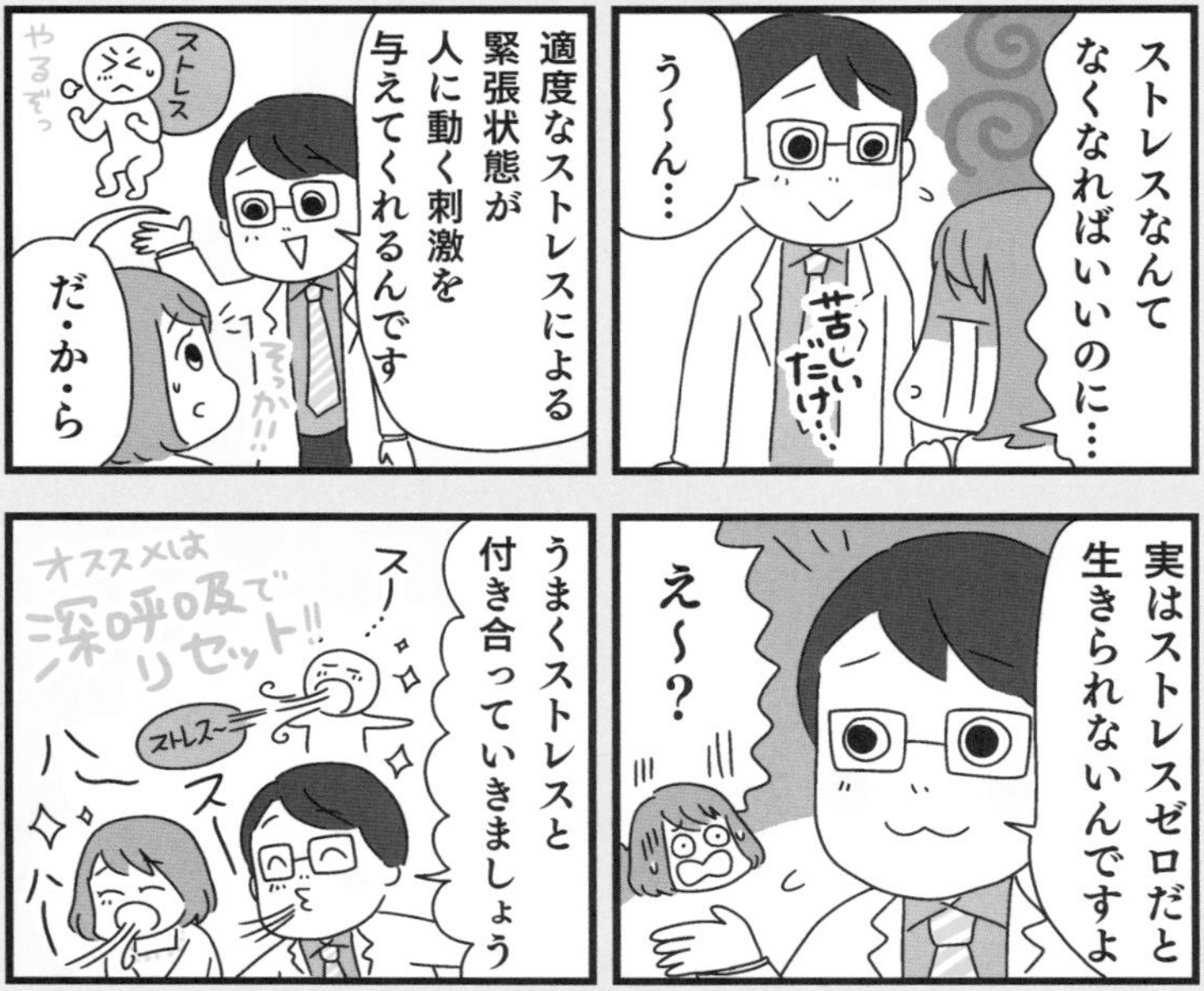
ストレスなんて
なくなればいいのに…
う〜ん…
苦しいだけ…
適度なストレスによる
緊張状態が
人に動く刺激を
与えてくれるんです
ストレス
やるぞっ
そっか!!
だ・か・ら
実はストレスゼロだと
生きられないんですよ
え〜？
うまくストレスと
付き合っていきましょう
スー…
オススメは
深呼吸で
リセット!!
ストレス〜
ハー
スー
ハー

第1章で、ため息や深呼吸の有効性についてお話ししましたね（P50参照）。気持ちを〝リセット〟するための深呼吸の働きについてはお伝えした通りなのですが、ここではその深呼吸を「行うタイミング」について、少しお話ししておこうと思います。

結論から言いますと、**「気が付いたら深呼吸」が、僕がオススメするタイミング**です。

私たちは日常生活のなかで、何かに対峙するとき、常にストレスを感じています。ストレスという言葉はどうしてもネガティブに使われがちですが、実は、人間はストレスなしでは生きられないんです。ちなみに、これは人間だけではなく、全ての動物に対して言えることです。

なぜなら、**ストレスは動物に「動く刺激」を与えてくれるもの**だからです。ストレスが刺激としてあるからこそ、それをきっかけにして体が動き、こころが動くんです。ストレス源としては、不安や悩みなどの心理的な要因、騒音や天候などの環境的要因、病気や睡眠などの身体的要因、人間関係や仕事が忙しいといった社会的要因などが挙げられます。ただし、こうしたネガティブなものだけではなく、例えば結婚や恋愛、出産、進学や就職などといった喜ばしい（少なくともその時点では）こともまた、同じストレス源になることを忘れてはいけません。

ストレスの正体は、「外部刺激（何かしらの変化）が起きたときに生じる緊張状態」。この緊張状態が生まれ、体と脳が対策を瞬時に講じるがゆえに、人は行動を起こすというわけです。

したがって、「全くのストレスフリー」という状況でも、人は生きていけないんです。適度なストレスを受けながら、前に進んでいくことが肝心というわけです。

ただし、ストレスはこころと体に蓄積するという性質がありますから、必ず〝リセット〟することが必要。そのときに、「深呼吸」を使ってみてほしいのです。

ストレスの蓄積は、少なければ取り去るのも簡単ですが、溜め込めば溜め込むほど、頑固で厄介なものに変わっていきます。それは、慢性病と同じですね。

中医学には「未病」と言われる「病気になる前の何となく調子の悪い状態」という概念があり、この「病気になる前の未病のうちに治す」予防医学こそが基本です。

素晴らしいですよね。僕が中医学に惹かれた理由が、ここにあります。

ストレスも同じこと。「未病」の段階で逐一ケアしておけば、よい付きあいかたができるものなんです。そう、物事は何でも「捉えかた」だと僕は思っています。

「ストレスは悪」と決めつけて、人を会うことをやめたり、仕事を辞めてしまったりと、ひたすら日々のストレス源から逃げることばかり考えていれば、次第に無気力な日々が生まれてしまうでしょう。

適度なストレスは、「自分の推進力」と考えてみてください。

例えば、嫌な上司と会うことも、その後に家に帰って飲む1杯のビールを美味しくしてくれるスパイスにすぎない、と思ってみるのです。

ただし、ストレスには「気が付いたら深呼吸」を。こまめな〝リセット〟を忘れずに。

1日くらい食べすぎても、人はすぐに肥満にはなりませんよね。同じように、ストレスも何日も溜め込まない限りは大丈夫なんです。

嫌なことがあったり、ショックを受けたりしたときは、まず大きく息を吸って吐く。深呼吸をクセづけることで、きっと上手に立ち回ることができるようになるはずです。

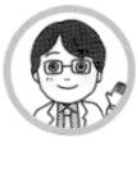

家でいつも絶対権力者（妻）と向きあっている僕は、まさにライオンに対峙する猫。ですので、通常呼吸がすでに深呼吸です。逃げちゃダメだ、逃げちゃダメだ、逃げちゃダメだ……（白目）。

早く寝て早く起きる

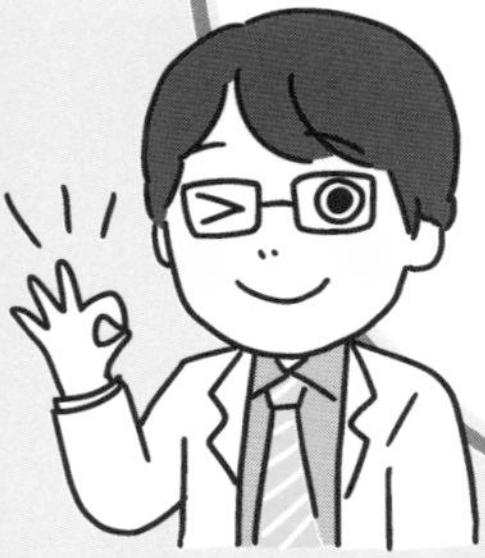

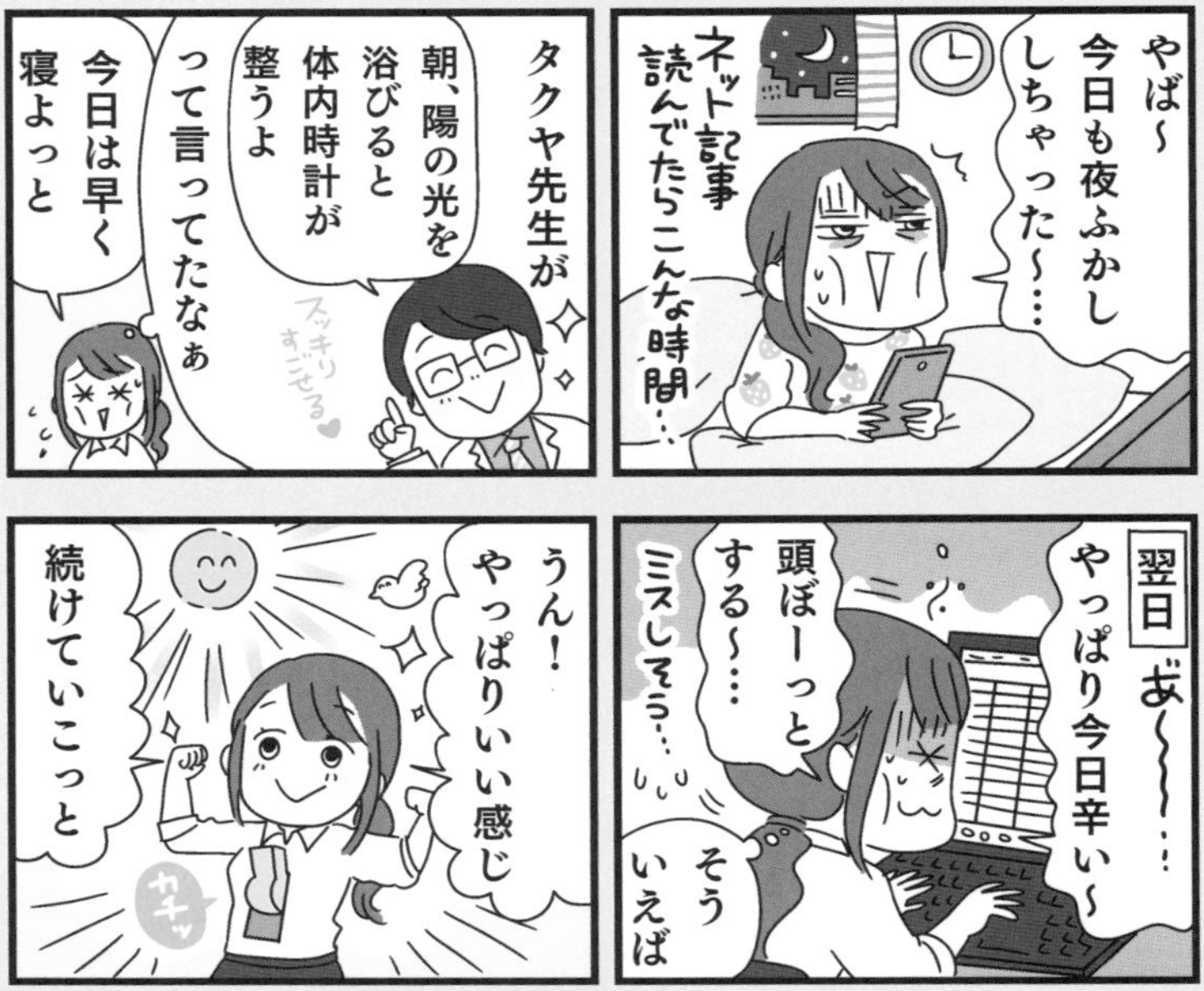

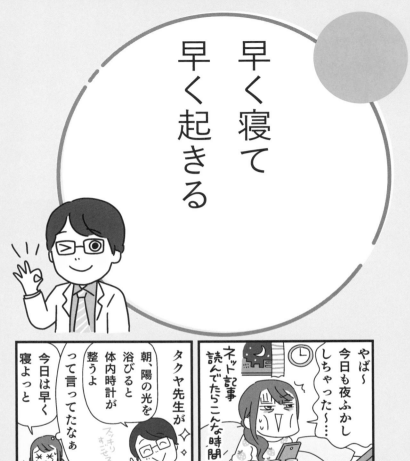

やば〜今日も夜ふかししちゃった〜….
ネット記事読んでたらこんな時間….
翌日
あ〜〜〜…やっぱり今日辛い〜
頭ぼーっとする〜….
ミスしそう….
そういえば
タクヤ先生が
朝、陽の光を浴びると体内時計が整うよ
スッキリすごせる
って言ってたなぁ
今日は早く寝よっと
うん!やっぱりいい感じ
続けていこっと
カチッ

「早寝早起き」という健康習慣については、みなさん耳にタコができるくらい何度も言われてきたのではないでしょうか。

ただ、最近の研究でわかってきたのが、いわゆる「夜型人間」がいるというお話。研究結果によれば、朝が弱い代わりに夜になると脳が活性化して、パフォーマンスが向上するという性質を持つ人がいるらしいのです。これは、結構センセーショナルな報告ですね。

人間はもともと夜行性の動物ではないので、夜にはパフォーマンスが低下するのが普通とされてきたのですが、この常識を覆す「新人類」の存在がわかってきたというわけです。もちろん、あくまで一部の人にそういう傾向が見られるというレベルなのですが、こうなりますと「早寝早起きが健康には一番いい」という定石が覆ってしまうのでは？　そう考える方もいるかもしれません。

それでも、やはり「早く寝て早く起きる」ことには、たくさんのメリットがあります。

なぜなら、「陽の光を浴びて起きる」ということに、様々な恩恵があるからです。

例えば、多くの人間の体内リズムは平均24時間10分ということが知られています。これでは、地球の自転周期である24時間と、10分程度のズレが生じてしまいますね。そのズレが積み重なると、最終的には〝昼夜逆転〟という不都合を招いてしまうはずです。ところが、そんなことに悩む人はいませんね。いったい、なぜでしょうか？

その理由は、私たちの体には「体内時計のリセット機能」が備わっているから。そして、この機能を刺激してくれるものを「同調因子」と呼びます。この同調因子で最も強力なのが「光」なんです。

つまり、陽の光を浴びることで、その刺激が体内時計に伝播し、体内のリズムをリセットしてくれるんです。同調因子には、他にも食事、運動、仕事などがありますが、陽の光にかなうものはありません。

そもそも、夜型人間の方がそのリズムでも活躍できるフレキシブルな社会であればいいのですが、まだまだ朝出勤する、という社会のリズムは続きそうですね。

そうなると、やはり朝に気持ちよく目覚め、体内リズムを狂わせずに毎日を過ごすことが必要になります。そのためにも、陽の光を浴びて目覚め、早い時間に運動や食事を行うことでしっかりとリズムをリセットし、1日をスタートさせるのが理想的というわけです。

多くの人の体のなかでは、ストレスに立ち向かうための「コルチゾール」というホルモンが早朝に最も分泌されやすく、夜間に良質な睡眠をいざなう「メラトニン」は夜になると分泌されています。メラトニンは快眠のためのホルモンですが、夜にスマホやＰＣなどから発せられる強い光を浴びると分泌量が減ってしまい、不眠の原因になることも。

したがって夜は、少なくとも就寝1時間前くらいは、強い光源を避けるようにしてください。その代わり、読書や瞑想、軽いストレッチなどがオススメです。

早く寝て早く起きる、そしてスッキリした頭と体で朝の時間を有効に活用する。

そうすることで、同じ1日でも、より充実して過ごせるようになるはずですよ。

かつて「早寝早起きなんて、本当かよ！」とばかり、ゾンビに追われるゲームを寝る直前までやり続けた僕。見事に眠れなくなった上、会う人全てがゾンビに見えるというとんでもない事態に。

声を出して笑おう

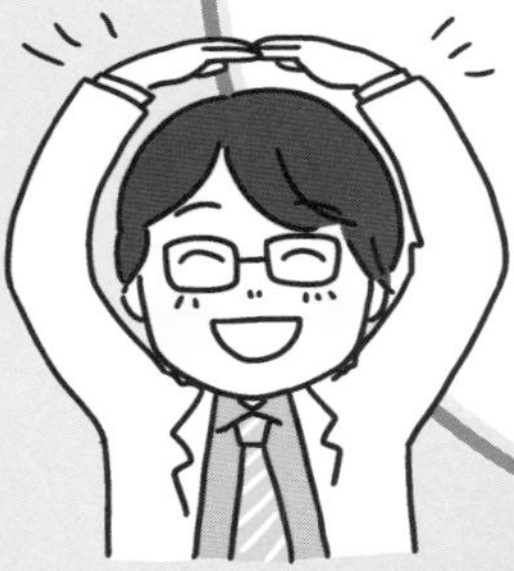

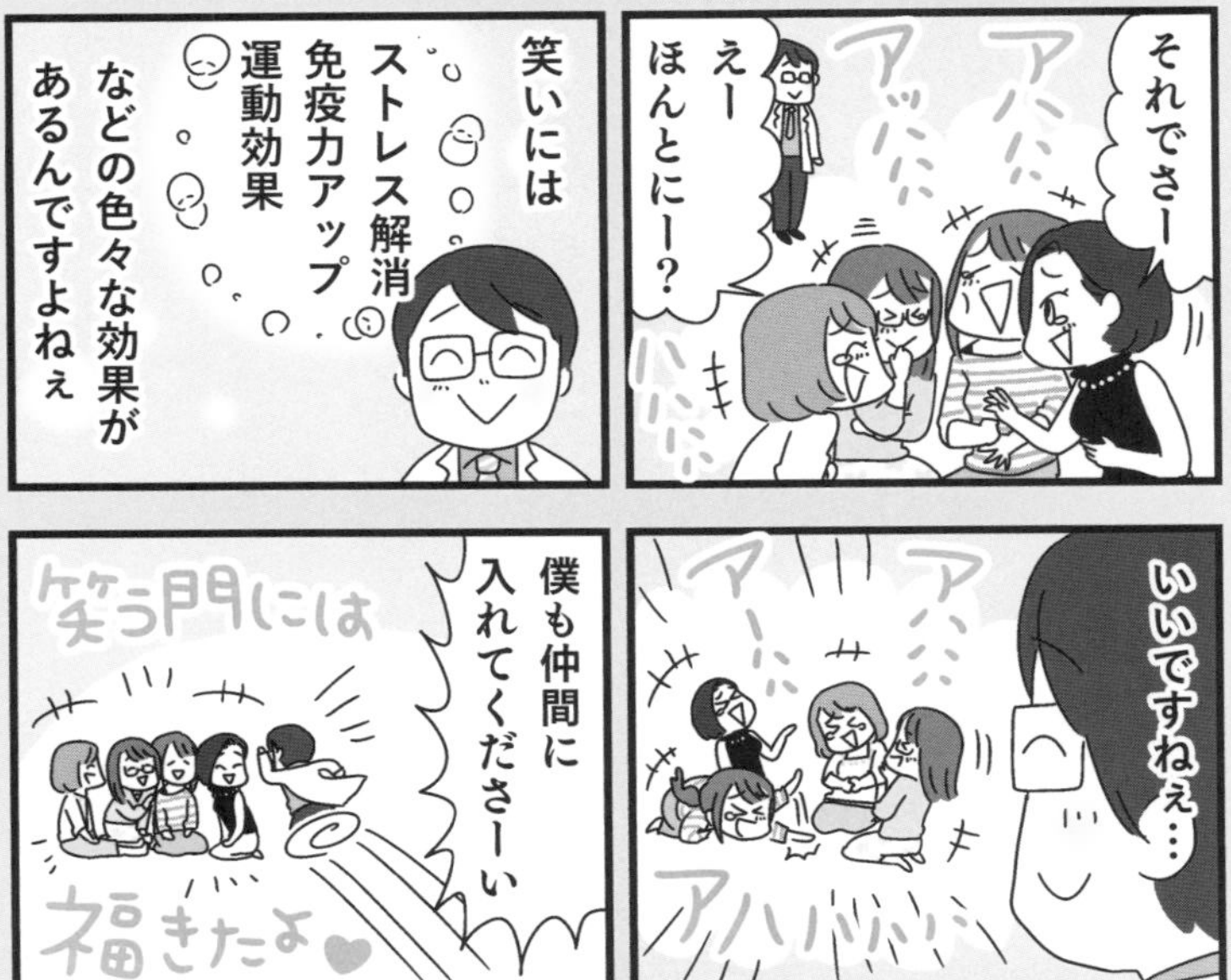

それでさー
えーほんとにー？
アハハハ
アッハハ
ハハハ
笑いには
ストレス解消
免疫力アップ
運動効果
などの色々な効果があるんですよねぇ
いいですねぇ…
アハハ
アーハハ
アハハハハ
僕も仲間に入れてくださーい
笑う門には
福きたよ

口角を上げるだけで脳は「笑顔」を認識し、笑っているのと同じ効果を得られる、というお話をしましたね（P68参照）。

先述した通り、いつでも口角を上げるというのは、基本的にとてもよいクセ作りに変わりありません。ここではさらに、声を出して笑うことの素晴らしさをお伝えしたいと思います。

みなさんは、「笑いヨガ」をご存知でしょうか？

「笑いヨガ」とは、集まった参加者がヨガのポーズを取ったり歩き回ったりしながら大声で笑いあうというもの。とりたてて面白いことを言ったりするわけではなく、とにかく「声を上げて笑う」ということを目的にしたものです。

この「笑いヨガ」をしていると、あるときに「気分のスイッチ」が入るのを実感することができます。笑うことで「あっ！ 今、よいスイッチが入った」と自覚できるんですね。

これが自覚できればしめたもの。なぜなら、自分の感情のコントロールがとてもしやすくなるからです。

「笑いは副作用のない薬」とも言われています。

笑いにはストレス解消や気分を高揚させる以外にも「運動効果」があるとされています。

例えば、声を出して15分程度笑っているだけで（笑い続ける必要はありません）、およそ40キロカロリーも消費するとのこと。気持ちがイライラしたりモヤモヤしているときに運動するとスッキリしますが、声を上げて笑うことでも、同様の運動効果があるというわけですね。

その他にも、ストレスホルモンと呼ばれるコルチゾールの分泌が減ることで体を休め、安眠に繋がったり、免疫細胞が活性化したり、血圧や血糖値が安定するなど、嬉しい効果が知られています。

こんなに素敵な効果が多くありながら、「笑うこと」による副作用はありません。ですから、どんどん笑うことでその素晴らしい効果をゲットしてほしいと思います。

ところが、残念ながら人は年を取るごとに、笑う回数が減ってしまう傾向があるのです。ある統計によると、20代まではよく笑いますが、30～40代にかけて男女共に笑う頻度は下がるそう。特に40代男性では、週に1回も笑わない人がなんと20％近くもいるというのです。

ストレスを避けることももちろん大切ですが、全ての負のストレスを生活からなくすことは難しいもの。だからこそ、「笑い」の力を借りて積極的に自分からストレスを解消するアプローチを取ってみてほしいと思います。

もし、あなたが30～40代、特に40代男性なら、くれぐれも「笑い」を忘れることがないようこころがけてみてくださいね。

回避できるストレスはかわし、受けてしまったストレスはアグレッシブに解消していく。

そのためにも、心強い武器として「声を出して笑う」ことを活用していきましょう。

「笑いに副作用はない」と言いましたが、思い出してみると学生時代に声を上げて笑いすぎて顎が外れ、病院に担ぎ込まれたことがありました……。何事も限度を超えないよう、ご注意を。

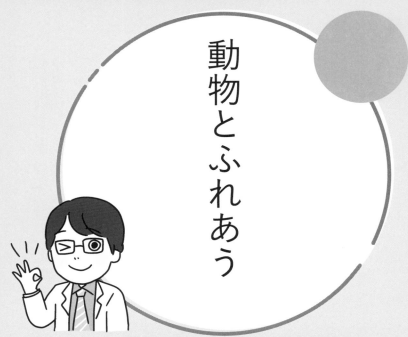

動物とふれあう

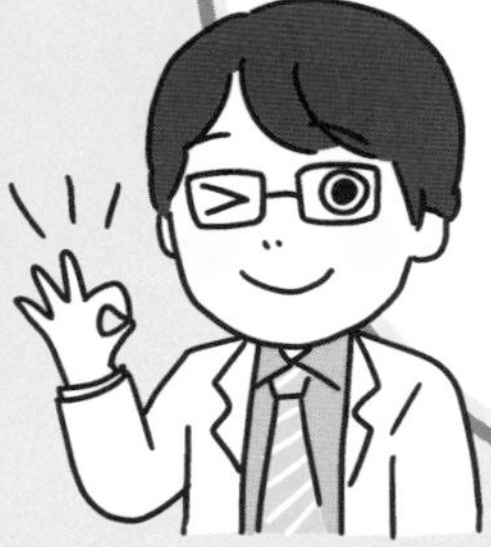

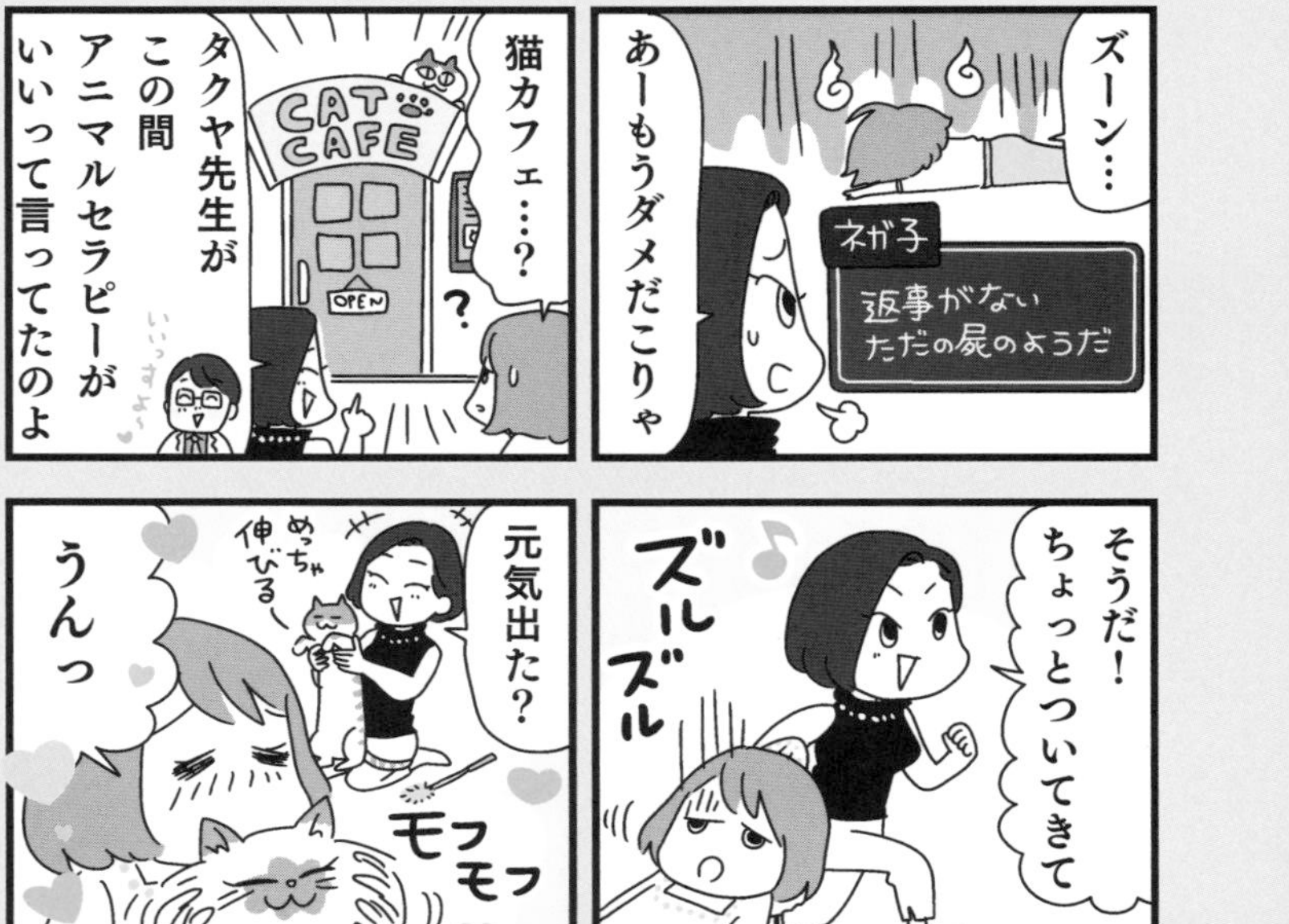
ズーン…
あーもうダメだこりゃ
ネガ子
返事がない
ただの屍のようだ
そうだ！
ちょっとついてきて
ズルズル
猫カフェ…？
CAT CAFE
OPEN
タクヤ先生がこの間アニマルセラピーがいいって言ってたのよ
いいっすよ～
元気出た？
めっちゃ伸びる
うんっ
モフモフ

多くの人にとって動物とふれあうのは、至福の時間ですね。
辛いときは気持ちもリフレッシュされて、元気が湧いてくることでしょう。実際に「アニマルセラピー」として、その効果は様々なところで立証されています。

生理的な効果としては、感覚刺激や反応の改善、血圧やコレステロール値の低下、神経や筋肉機能の改善などが見られます。

心理的な効果としては、リラックス作用は言わずもがな、抗不安作用、自信と意欲の回復、感情表現の回復、自尊心や責任感といった肯定感の芽生え、達成感や幸福感を得られるなど、多くのポジティブな作用が認められています。

加えて、社会的な効果として協調性が生まれ、言語の活性化などが見られることも見逃せません。

このように生理的にも心理的にも、そして社会的にも素晴らしい効果があるアニマルセラピー。
その効果は、犬や猫などのペットとして身近な動物だけではなく、鳥、馬、イルカ、その他の動物にも同様の力があるとされています。

「それだけの効果があるなら、ペットを飼いたい！」と思う方もいるでしょうが、もちろん、住宅や家族の事情で犬や猫を飼えない場合も多いかと思います。

そんなときは、うさぎやハムスターなどの小動物や、熱帯魚などは比較的飼いやすいのではないでしょうか。エサをあげたり、世話をしているだけで愛着が湧くものです。

あるいは、ペットとして飼わなくても、猫カフェに行ってもよいですし、休日に動物園や牧場などでポニーに乗る、水族館で魚を見る、などでもかまいません。

必ずしも、飼うだけがアニマルセラピーではないのです。どんな形であれ、動物とのふれあいこそが大切というわけです。

また、アニマルセラピーはお子さんの成長にも様々な恩恵がありますので、お子さんがいるご家庭には特にオススメです。

もちろん、動物嫌いな人が無理に行う必要はありません。でも、動物好きな方が癒やしを求めるときには、とてもよい方法ではないでしょうか。

ちなみに、僕がアニマルセラピーをオススメするタイミングは、大きなストレスやショックを受けたときや、自分のこれからの方向性を見失ってしまったとき、物事に煮詰まってしまったときなど。

僕自身、動物の癒やしの力で張り詰めていたものがほぐれ、新しい気付きやアイデアが生まれた経験が、何度もあります。

毎日の生活で「頑張りすぎている」方は、ぜひ動物たちとのふれあいの時間を意識して取ってみてほしいと思います。

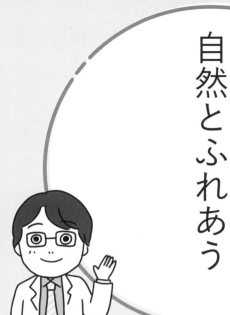

自然とふれあう

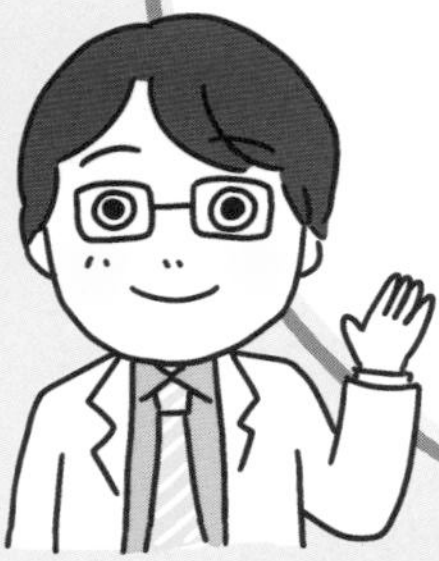

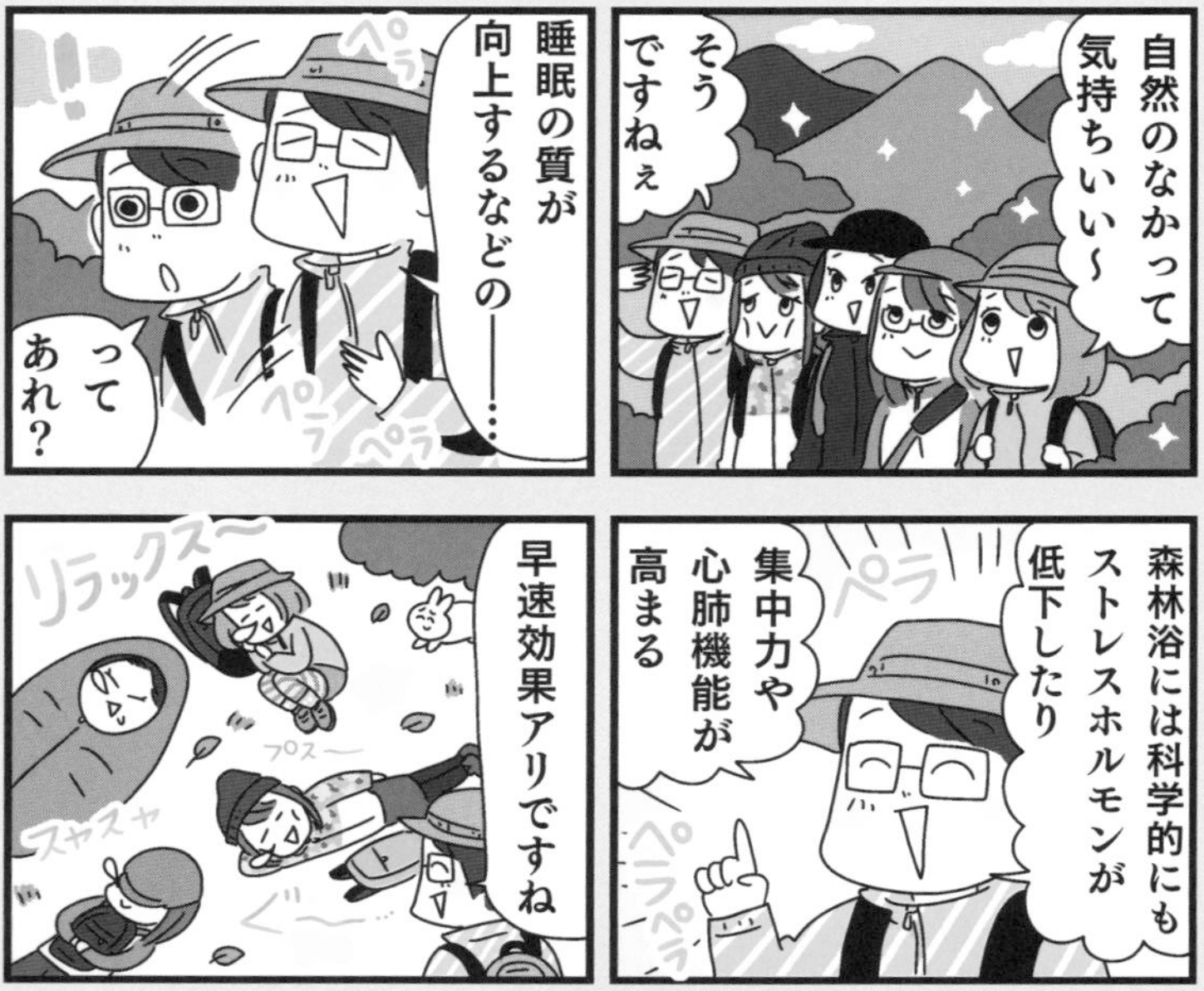
自然のなかって気持ちいい〜
そうですねぇ
森林浴には科学的にもストレスホルモンが低下したり
集中力や心肺機能が高まる
ペラ
ペラペラ
睡眠の質が向上するなどの――……
ペラ
ってあれ？
ペラ
ペラ
早速効果アリですね
リラックス〜
プス〜
スャスャ
ぐ〜…

あなたは、自然がお好きでしょうか？

実は森林浴に出かけたり、アウトドアでキャンプをしたりと、自然とのふれあいを好む人はそうでない人と比べて健康度が高い、という統計があります。

自然とのふれあいも、動物とのふれあいと同様に、人間のこころと体に様々な恩恵を与えてくれることが、きちんと科学的に立証されているわけです。

具体的には、次のような効果が認められています。

＊**心肺機能が高まる**

心臓病や呼吸器疾患での死亡率が減少するとされます。また、血圧の低下作用も発見されています。

＊**ストレスホルモンが低下する**

緑の多い地域に住んでいる人は、ストレスホルモンとして知られるコルチゾールの分泌量が減少することがわかっています。

＊**集中力が高まる**

自然とふれあうことでフラストレーションが減少し、脳の疲労が減って頭がスッキリします。

＊**睡眠が深くなる**

リラックス効果により、睡眠の質が向上すると言われています。

＊ＮＫ（ナチュラルキラー）細胞が増加

自然のなかをハイキングしたりウォーキングしたりすることで、体を守る免疫細胞であるＮＫ細胞が増加することがわかっています。

このように、自然とふれあうことはとても有益です。

例えば、同じウォーキングでも無機質なコンクリートの上を歩くより、河原の土手や森のなかを木漏れ日を浴びながら歩くほうが、心身に対するプラスの効果は高くなることが知られています。

これは、もともと自然のなかで生活をしていた私たちの遺伝子や記憶が、自然への回帰をすすめているのではないでしょうか。

実際に、僕も疲れたときに「あー、自然とふれあいたい」と強く感じることがあります。人間も動物であり自然の一部であるわけですから、大きな自然に包み込まれることで、きっと大きな安心感が得られるのだろうと考えています。

また、実際にこころや体が疲れて会社に行けなくなった方、ノイローゼになってしまった方に森林浴をすすめると、漢方薬や養生だけでは得られなかったよい効果が見られることが、これまで何度もありました。つまり、実感としても強く感じている次第です。

こうした理由から、「疲れたときは森に行こう」と冗談めかして言っているのですが、科学的な立証もしっかりしていますし、本当にオススメです。

ぜひ、心身に疲労を感じたときは、山や川や海など、自然にふれることをこころがけてみてはいかがでしょうか。きっと、大自然があなたの疲れを癒やしてくれることでしょう。

「海はフジツボが生理的にトラウマなので嫌い。山の雰囲気は好きだけど、都会の4倍サイズのムカデとかいるので生理的に無理」な僕は、大量のマリモを飼えばいいと思います……。

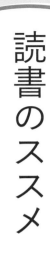

読書のススメ

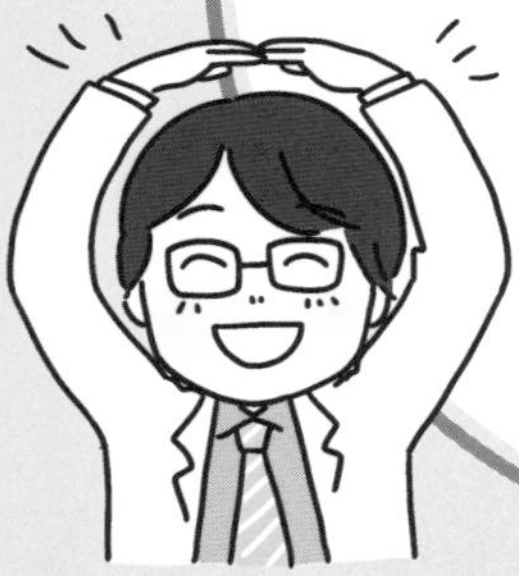

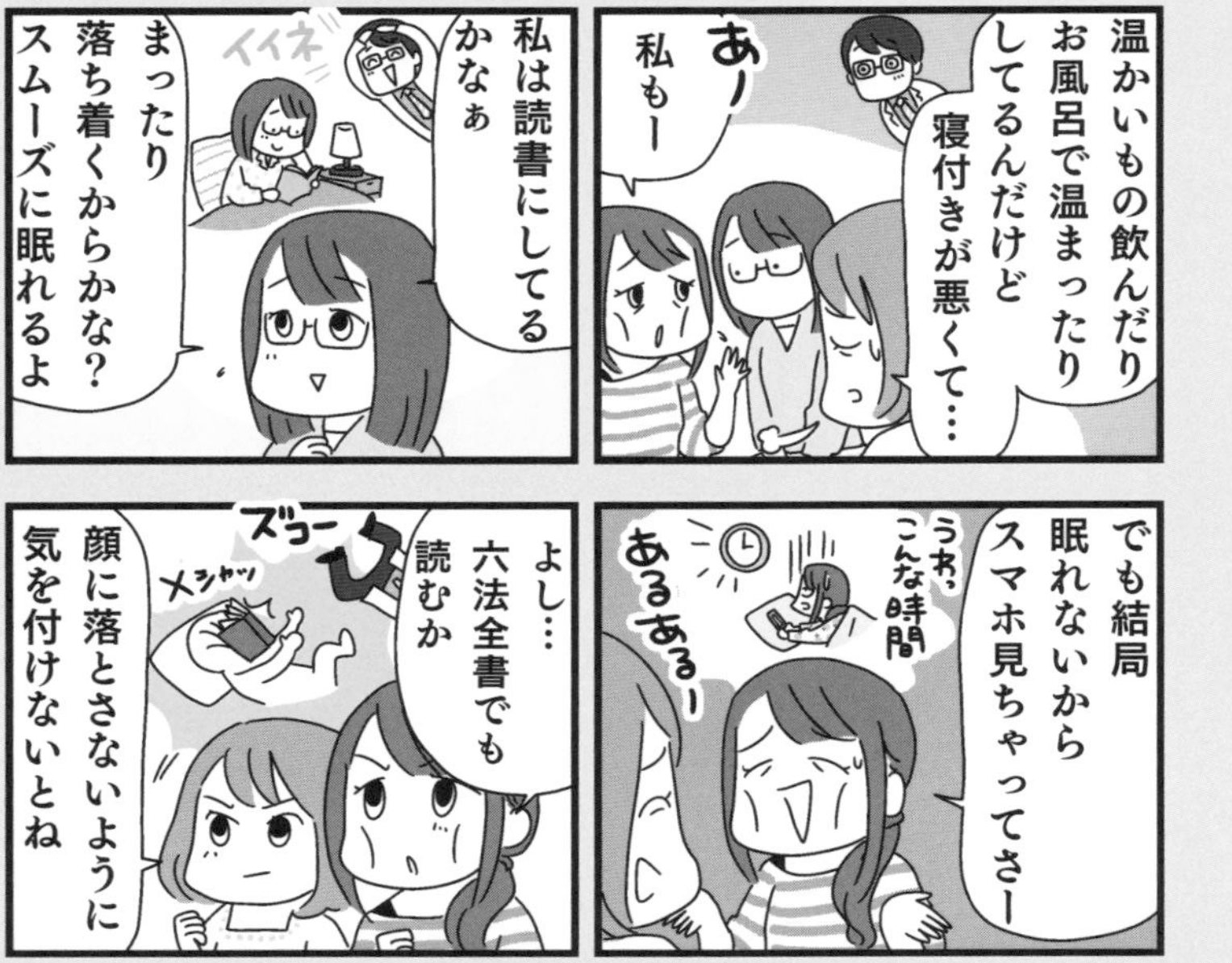
温かいもの飲んだり
お風呂で温まったり
してるんだけど
寝付きが悪くて…
あー
私もー
でも結局
眠れないから
スマホ見ちゃってさー
うわっ こんな時間
あるあるー
私は読書にしてる
かなぁ
イイネ
まったり
落ち着くからかな？
スムーズに眠れるよ
よし…
六法全書でも
読むか
ズコー
メシャッ
顔に落とさないように
気を付けないとね

僕は、健康相談で「こころが落ち着かない」「夜に眠れない」「体に力が入ってしまっている」というお客様に、「読書」をオススメしています。「読書はこころの清涼剤です」と、お話しするんです。

ゆっくりと読書をすることは、副交感神経を優位にし、高ぶった交感神経を鎮めてリラックスさせる効果があります。

特に、就寝前1時間に読書時間を持つことで、睡眠の質が向上したり、入眠しやすくなります。ただし、同じ読書でも電子書籍アプリには要注意。スマホを見続けるとブルーライトなどの強い光を浴びてしまいますから、どうしても交感神経が優位になって興奮状態に陥ってしまいます。

そこで、スマホやタブレットを使った電子書籍より、できれば紙の本がいいでしょう。

また、通勤時間などのスキマ時間に読書をすると、とても充実した気持ちになりますから、こちらも読書時間に最適。特に、電車での通勤時間を貴重な読書時間として使うことができると、こころがとても豊かになります。本には体系化された知識や、ストーリーがあるからです。

こうした豊かな気持ちは、残念ながらスマホのネットニュースやゲーム、SNSなどでは感じることが難しいもの。スマホで興味のないニュースを次々と読んだり、友人のリア充自慢のSNSを見たりしてもあまりこころは豊かにはなりませんね。あるいは、次々と届くＬＩＮＥやメールに返信を続けていては、こころが落ち着く暇がありません。

気持ちをゆったりとさせるためにも、読書は非常に効果的なんです。

そもそも旅行などの「非日常」を過ごすことで脳内はリフレッシュされ、自律神経が安定すると言われています。でも、忙しい毎日でゆっくり旅行になど行っている暇がない……。

そんなときにこそ、読書で手軽に「非日常」を味わうとよいでしょう。冒険小説を読んで興奮したり、恋愛小説などを読んで感動したりと、〝誰か〟に感情移入することで、簡単に「非日常」を味わうことができるからです。

もちろん、ガッツリと長編の本を読むのもよいですが、もし時間があまり取れない場合は短編集がオススメ。気分転換をしたいときにはマンガでも大丈夫です。

このように、こころの安定に大活躍の読書ですが、実は、社会生活においても素晴らしい役割を果たしてくれることをご存知でしょうか。

例えば、文章は書くことで鍛えられると言いますが、実は、プロの作家が書いた本を読むだけでも、文章力を鍛えることができます。文章を書く力は、仕事はもちろんのこと、ブログやＳＮＳ、メールや言葉遣いなどにも大きく影響を与えます。

加えてボキャブラリーが増えることで、他人とのコミュニケーション能力が高まりますから、仕事にも趣味にも恋愛にも役立ちます。

昔は「マンガを読むと頭が悪くなる」なんて言われたものですが、マンガから覚える知識や語彙は数知れません。マンガ、小説、ノンフィクションなど、こころに響く本なら「どんなジャンルであるか」は問題ではないのです。そうではなく、「どのような内容なのか」ということのほうが大切なのですから。

人生もこころも豊かにしてくれる「読書」。スマホを見る時間を少し減らし、ぜひ積極的に生活に取り入れてみてくださいね。

高校時代にあらゆる推理小説を読み漁った結果、一時期、喋りかたが怪人二十面相のように。「フハハハハハ！　今夜の夕食は唐揚げだな明智くん！」思い出すと胸が張り裂けそうです……。

褒める、褒められる

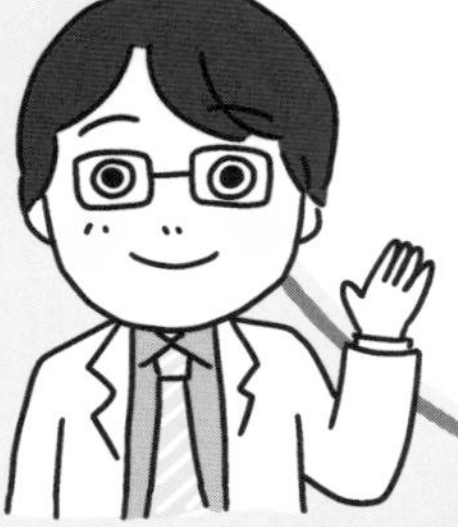

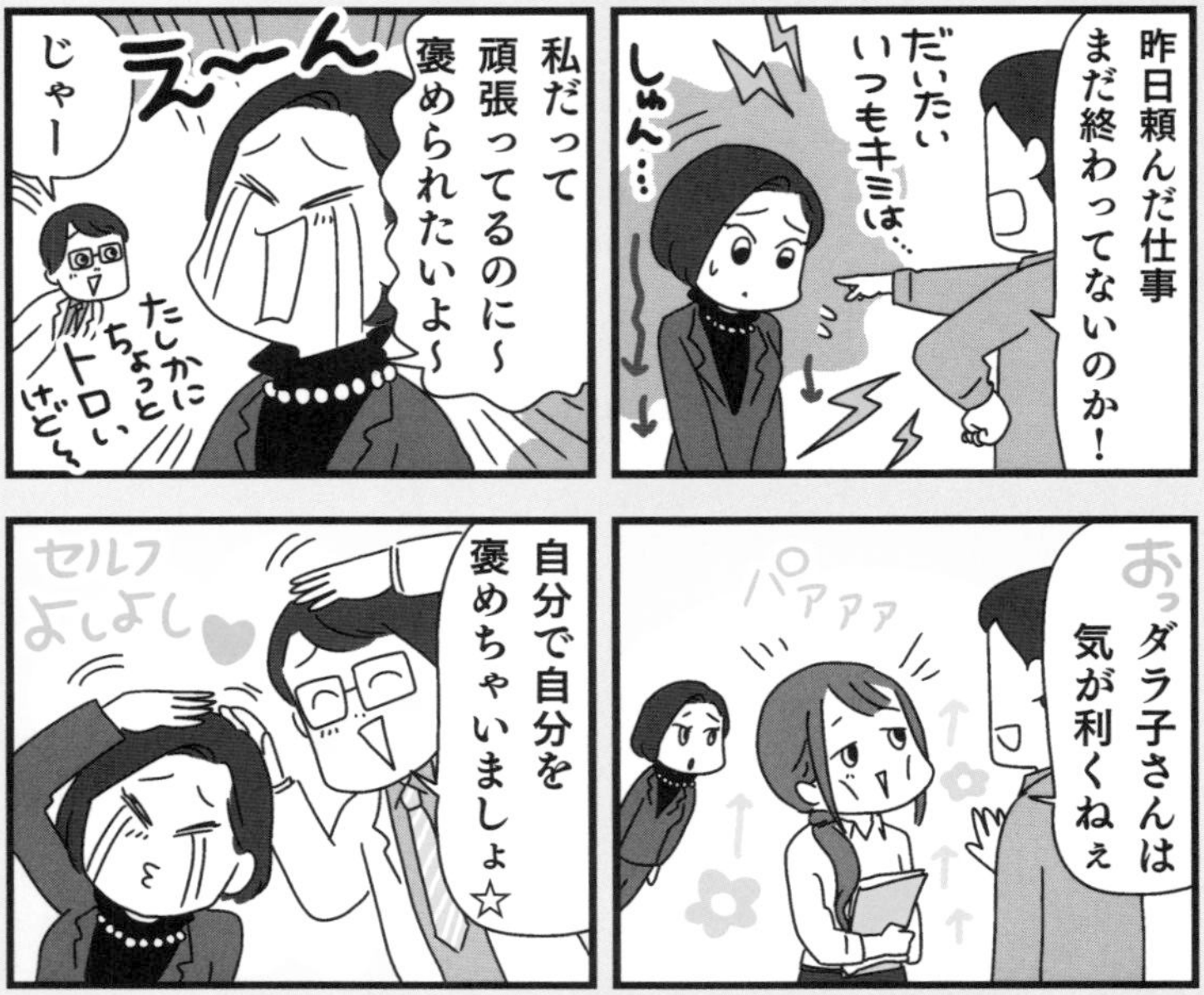
昨日頼んだ仕事
まだ終わってないのか！
だいたい
いつもキミは…
しゅん…
おっダラ子さんは
気が利くねぇ
パァァァ
私だって
頑張ってるのに〜
褒められたいよ〜
え〜ん
じゃー
たしかにちょっとトロいけど〜
自分で自分を
褒めちゃいましょ☆
セルフよしよし

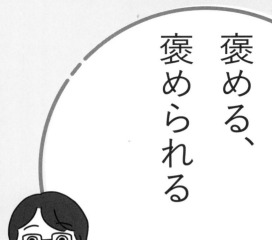

「褒めること」と「褒められること」には、実はどちらも素晴らしい効能があります。

まず、「褒めること」には、相手の作業効率をアップさせ、行動意欲を湧かせる力があります。これは自分が仕事の上司だったり親だったりと、目上の立場の人間であればとても大切なことですね。

実際、ある心理的統計実験の結果を見ると、「上司の言葉や行動でやる気が高まった」と感じる人は全体の60%ほど。

そのなかで「どのような行動や言葉で特にやる気が高まったのか?」という質問をしたところ、「感謝された」「任された」「激励された」「適切なアドバイス」「思いやり」などが挙げられましたが、ダントツで1位だったのが、「褒められた（認められた・評価された）」というものでした。

つまり、自分が仕事を任せたい、新しいプロジェクトチームの成績を上げたい！　と思うのであれば、何よりもまずは関係者を「褒める（認める・評価する）」ことが効果的なんです。

そして、褒められた側の人間の脳にも、驚くほど素晴らしい効果が起こっていることが知られています。

例えば、脳卒中の患者さんに対して、リハビリ時に「すごく上手ですよ」とか「その頑張り、素敵です」などと「褒める言葉」をかけたところ、褒められた患者さんは褒められなかった患者さんよりもリハビリの達成速度が大幅に速くなることが立証されたそうです。褒めることは、どんなによいリハビリ方法や機械を使うよりも効果がある、という結果もあるほど。

これを科学的に解説しますと、脳には「報酬系」と呼ばれるシステムが存在します。

褒められたり、気持ちのよいことをされたときに、脳にある報酬系からは「ドーパミン」と呼ばれる神経伝達物質が放出されます。ドーパミンは快楽や多幸感をもたらしたり、意欲を生み出したりする効果を持つ物質です。したがって、褒めることで相手のドーパミンを出すようにすれば、相手は気持ちよく、かつ成果に効果的な動きをしてくれるようになる、ということになります。

ところが、日本の職場では、なぜか「褒める」という文化が定着していません。怒号が飛び交ったり、「全然できてないよ、やり直して」というように、相手のお尻を叩くような指示ばかりしている環境が多いように思います。これでは、よい結果も出ませんね。

あなたがもし、部下や後輩に教える立場だとしたら、あるいは仕事や勉強の評価をする立場だったとしたら、次のような流れを作ってみてください。結果として、相手はやる気を持って物事に臨んでくれることでしょう。

まず褒める
↓
改善点を挙げる
↓
改善方法を一緒に検討する

あるいは、あなたが評価を受ける立場で、もし、いつも否定的な言葉ばかり投げかけられる環境にいるとしたら、それはよい状況とは言えません。そこで、どうしても褒めてもらえないときは「自分で自分を褒める」という方法をオススメします。

頑張った自分にささやかなご褒美を買ったり、「今日もよく頑張った。偉いぞ自分！」と、寝る前に声に出して自分を褒めてから寝る、という習慣をつけるだけでも大きな違いがあるでしょう。つまり、「誰に褒められるか」ということは、それほど重要なことではないのです。それよりも、「(自分も含む)誰かに褒められる」という状況をきちんと作るようにすることがポイントです。

自分のために、そしてあなたに関わる誰かのためにも、「褒める習慣」をつけるようにしてみてください。

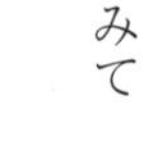

結婚以来、妻に褒められたという記憶が皆無……。そこで、自分を褒めることに関して、僕は世界有数の実力を有すると自負しています。よかったらいつでも相談してください。

正しい休みかたは一つじゃない

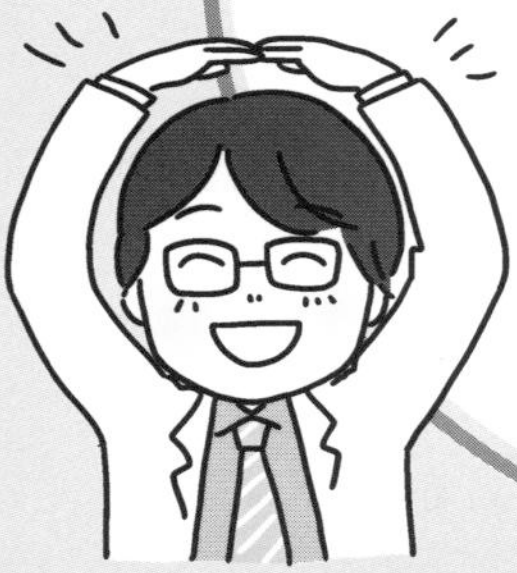

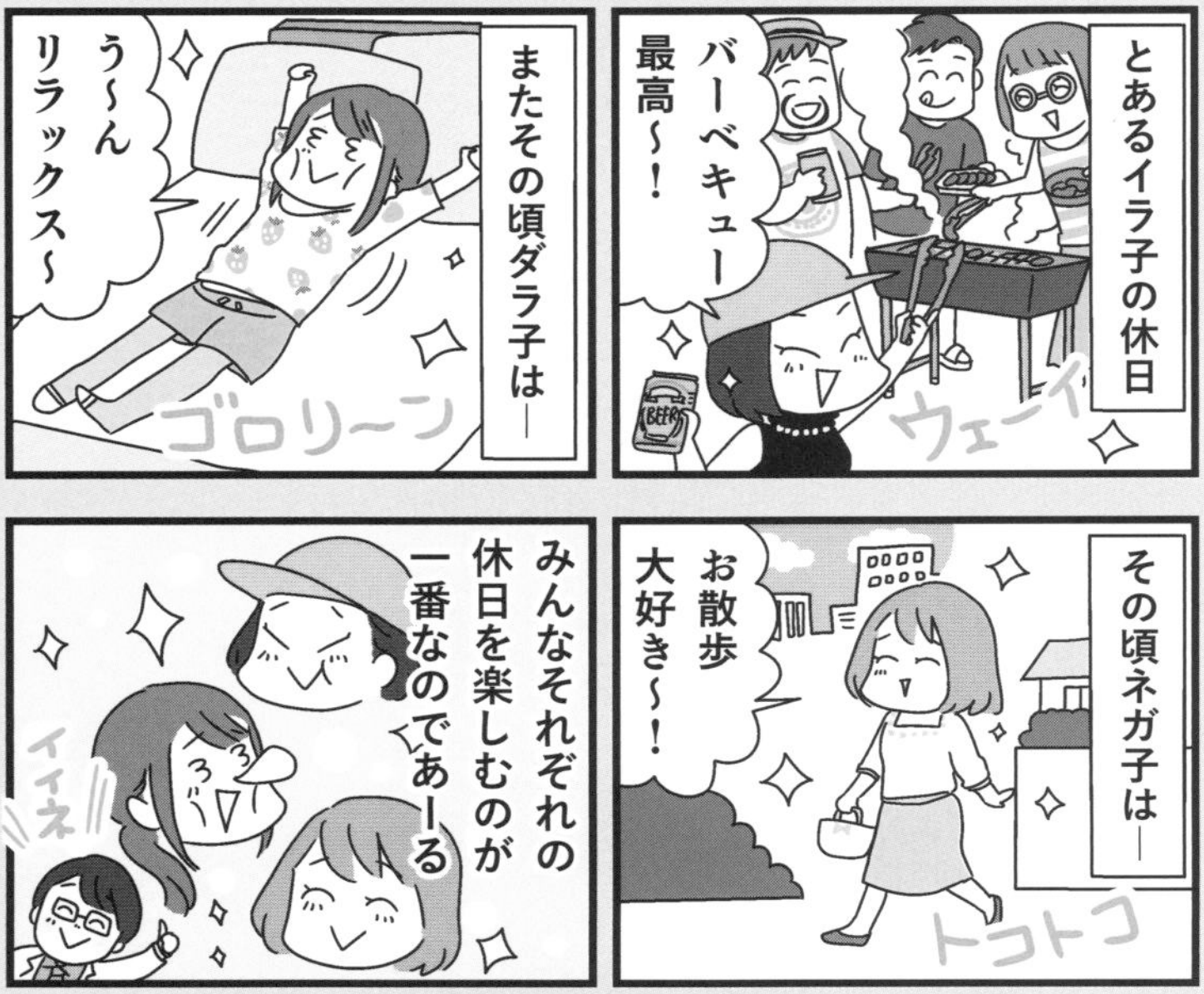
とあるイラ子の休日
バーベキュー最高〜!
ウェーイ
またその頃ダラ子は—
う〜ん リラックス〜
ゴロリ〜ン
その頃ネガ子は—
お散歩大好き〜!
トコトコ
みんなそれぞれの休日を楽しむのが一番なのであーる
イイネ

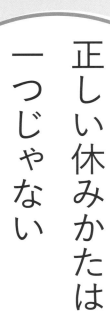

誰にとっても、休日はとても貴重なものですね。

「さあ！　今日は何をしようか！」と計画を立てるのは、ワクワクすると思います。それもそのはず。実際に「楽しいことを考える」ことは、幸福度を上げるための非常に簡単で、効果的な方法と言われています。

幸福を感じるために欠かせない脳内物質のドーパミンは、目標を達成したときにたくさん放出されます。これについては「そうだろうな」と納得できるのではないでしょうか。

しかし、実際には「楽しいことを考えたり、計画したりするだけ」でも、脳内にドーパミンが分泌されることがわかっているのです。

つまり、目標を明確にイメージし、その目標が実現したときの喜びを想像すればするほど、ドーパミンが分泌されて幸福度が高まり、気持ちも高ぶるわけですね。こんなに簡単なら、楽しいことをどんどんイメージして損はないでしょう。

ただ、ここで一つ注意してほしいことがあります。

それは、「みんなが〇〇をしているから自分もそうしなくてはいけない」と思う必要はない、ということ。

例えば休日に、みんながアウトドアを楽しんだり、旅行に出かけたりとアクティブに過ごしている様子を見て、「そうか、こういうふうに過ごせば充実した休日と言えるのか……」と、つい思ってしまう人は多いのではないでしょうか。

もちろん、実際にアクティブに過ごして「楽しい！」と思えたのであれば何の問題もありません。

しかし、必ずしも「正しい休みかた＝みんなが行っていること」ではありません。


例えば、インスタグラムやフェイスブックなどのSNSを見ると、友人たちが楽しそうに遊んでいたり、美味しいものを食べている、いわゆる「リア充アピール」の写真や動画を見かけることもあるでしょう。実は恥ずかしながら僕自身も、数年前まで無意識のうちにこれをやっていました。

なぜかって？　理由は単純です。「楽しそうな自分を見てほしい」という意識があったからです。

でも、他人のリア充アピールをうらやましがったり、自分もそれをしないと充実しないのかといえば、全然そんなことはないんです。では、どうすれば充実した休日を過ごすことができるのでしょうか？


正解は、「自分のしたいことをする」に他なりません。

なぜなら、他人のしている楽しみや流行を無理に追ったところで、自分が楽しめるわけではないからです。

むしろ、休日にはあえて「何もしない時間」を作ることをオススメします。

「何もしない時間」というのは、ただ無為にゴロゴロして時間を過ごすという意味ではなく、「特に計画せず、自分がしたいと思ったことを気の向くままにしてみる」という時間のこと。最初から計画された時間を過ごすのではなく、気の向くままに行動することによって得られる、自然な気付きがあるんです。

誰かの休日を追うのではなく、自分のしたいことを計画したり、その日の気分でゆるゆると決めた時間を過ごしたりすることで、初めて自分自身の時間を満喫することができます。

どうぞ、自由に自分の休日を楽しんで、こころからリフレッシュしてください。

数年前まで更新していたインスタグラムは、アラフォーのおじさんが買ったゲームをウキウキ自慢する、おそるべき黒歴史ツールと化しています。リア充アピールもほどほどに……。

傷めたこころを癒やすキーワード

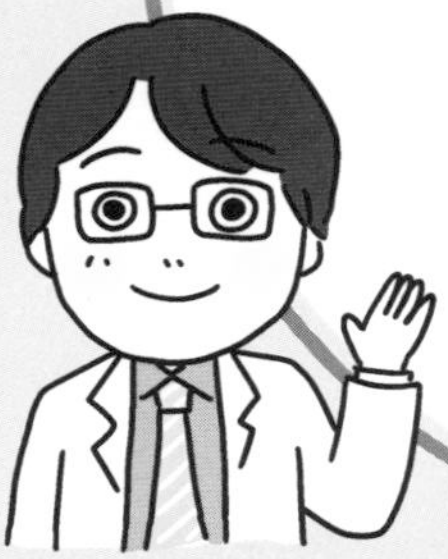

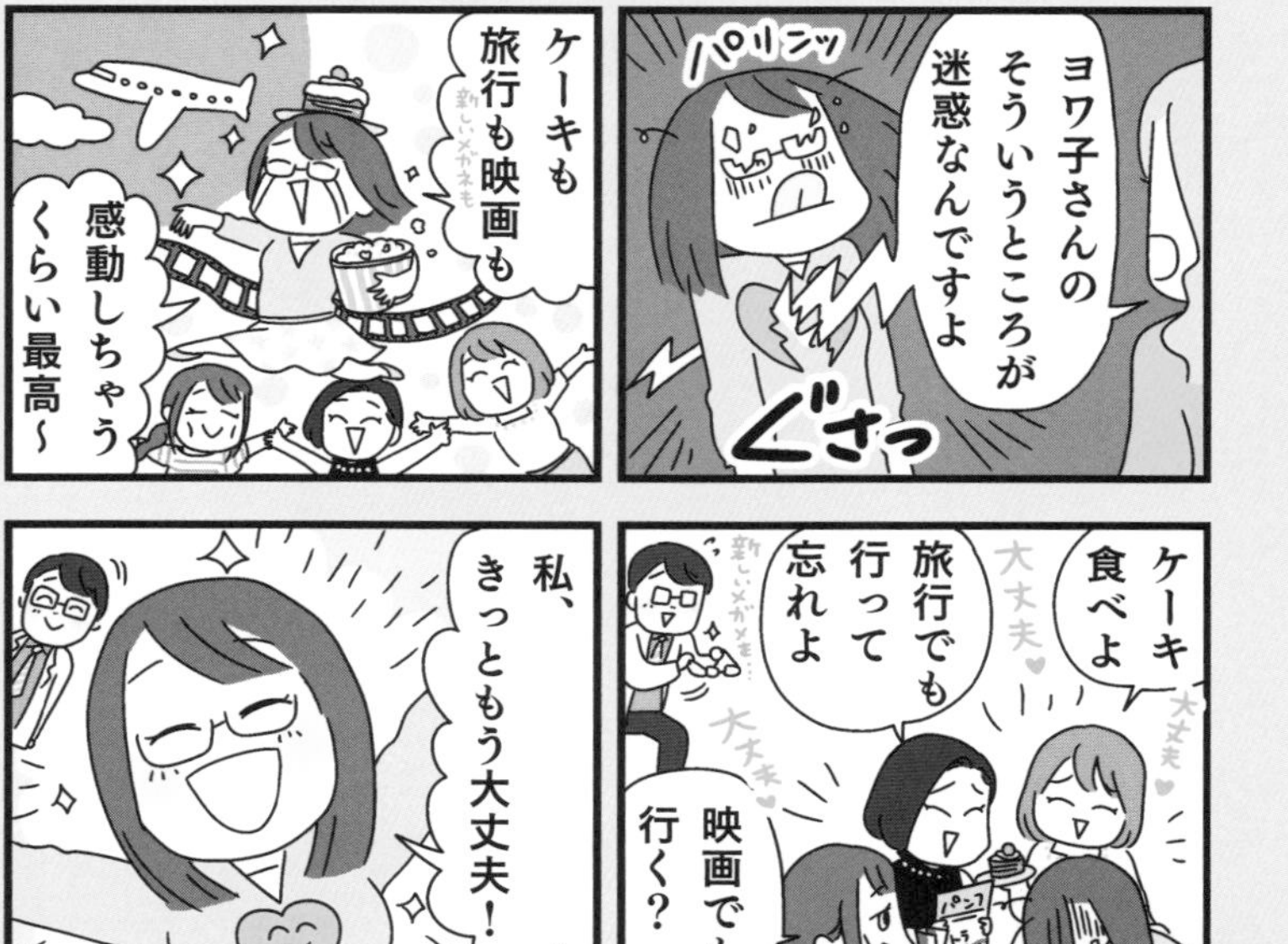
パリンッ
ヨワ子さんのそういうところが迷惑なんですよ
ぐさっ
ケーキ食べよ
旅行でも行って忘れよ
映画でも行く?
大丈夫
新しいメガネ…
パンフ
ケーキも旅行も映画も
新しいメガネも
感動しちゃうくらい最高〜
私、きっともう大丈夫!

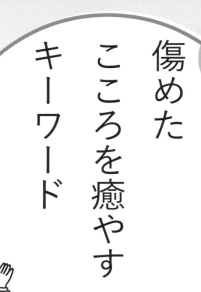

毎日生活していれば、誰しもこころない人のひと言で傷つくことがあるでしょう。あるいは、ニュースで流れてくる凄惨《せいさん》な事件や災害報道などを見て、こころを傷めてしまうこともあるかと思います。

こういうときのこころのケアでオススメなのは、何より「こころを傷める元凶から離れること」。これに尽きると言っても、過言ではありません。

前述した通り、現代を生きる私たちが毎日受け取る情報量は、とにかく膨大です。もちろん、情報の取捨選択も大切ですが、特に意識しなくてもテレビやスマホから、とめどなく情報が脳に流れ込んできてしまうもの。

そこで、自分の意志でしっかり情報の遮断を行っていく必要があります。

まずはテレビを消す、スマホを見る時間を決める、自分のこころを不快に揺さぶるような情報を目や耳にしない、ということをルール化して徹底してください。これは「情報中毒」からの脱却です。

そして空いた時間を、本を読んだり好きな音楽を聞いたりする時間に振り分けていくとよいでしょう。刺激的な情報にさらされていると交感神経が優位になり、脳が興奮してしまいますので、読書や音楽によって副交感神経を優位にし、リラックスする必要があるのです。

では、こころないひと言で傷ついたこころは、どのようにケアすればよいのでしょうか？

実は、「こうすればいい」という万人向けのやりかたはありません。ただし、こころを癒やす「キーワード」はあります。

それは、「感動」「受け入れる」「楽しむ」の三つです。


人は、辛いひと言でこころが大きく傷ついてしまうと、脳の防御システムが働き、感情を外に出さないようになっていきます。これが、いわゆる「こころを閉ざす」という状態。こんな時に何よりも大切なのが「感動」なんです。

なぜなら、感動するという行為には、こころを閉ざして固く凍りついてしまった状態をほぐし、揺り動かして溶かしてくれる効果があるからです。ガチガチに防御を固めている脳とこころに、「もう大丈夫だよ」と、優しく語りかけてくれるのです。


例えば旅行に行く、感動するドラマや映画を見る、大好きなアーティストのライブに行くなど、どんなことでもかまいません。ぜひ、あなたのこころが感動で震えるような行為を行ってみてください。「感動」という心地よい刺激が、あなたの傷ついたこころを、きっと前向きな方向に動かしてくれることでしょう。

そして、何よりその感動に対し「こんなに感動ができる自分は幸せだなあ」と自覚することで、さらなるこころの癒やしに繋がっていきます。

次に、こころないひと言を受けた際には、自分を責めず現状を「受け入れる」ことに徹してみてください。「自分はダメなやつだ」と己を責めると、自分の存在そのものが空虚だと認識してしまうようになるため、くれぐれも注意が必要です。

そうではなく、「今の自分はここまではできる」と、現状をありのままに受け入れてみるのです。自分自身を受け入れることで、他者に対しても、現状を的確に相談することができるようになるでしょう。俯瞰《ふかん》的に自分を見つめるということがポイントです。

最後に、辛いことを忘れるくらい「楽しさ」で時間を埋めていってください。「嫌な記憶を思い出すな」と言われても、人はついネガティブなことを考えてしまうもの。だからこそ、意識的に楽しいことをスケジュールに詰め込んで、ネガティブな記憶が入り込むすき間をなくしてしまうんです。

それでも、よみがえる嫌な記憶に「辛い」と感じるときは、辛いと感じる自分を責めずに、「そんな時もあるさ」と、前向きに諦めることも大切ですよ。

気を補う「補気食材」

こころと体にエネルギーを補いたいときにオススメなのが、「気《き》」を補う「補気《ほき》食材」。具体的にはイモ類、豆類、根菜類、肉類（鶏肉や豚肉の脂が少ない部分がオススメ）、魚類、米類、ねぎ、ニラ、なつめ、生姜、きのこ類、りんごなど。消化しやすいように柔らかくしたり、腹八分目をこころがけてよく噛んでゆっくりと食べたりすることがポイントです。

「気」を作り出すのは、胃腸を中心とした消化器系の働きをコントロールする臓腑《ぞうふ》「脾《ひ》」です。つまり、脾を元気にする食養生や生活習慣をこころがければよいのです。

反対に「気」を損なう食習慣は、冷たいものや生もの、甘いものや味の濃いものを摂りすぎること、栄養ドリンクを毎日のように飲むこと。一見元気が出そうですが、甘いものや味の濃いものは胃腸に負荷を与え、「気」を作る働きを邪魔します。栄養ドリンクのような覚醒系の働きを持つものは、結果として疲労を溜め込み、「気」を消耗するので注意しましょう。

第3章

症状別 こころの癒やしかた

イライラ、憂うつ、不安など、
こころの不調に陥ってしまったときの対処法をご紹介。
それぞれの症状に効く漢方薬も掲載しているので、
参考にしてみてください。

不安感

不安感が強い方のなかには、「起きてもいないことまで心配してしまう」という〝予期不安〟にとらわれている方が多くいらっしゃいます。

予期不安とは、「○○したらどうしよう」という、まだ起きていない未来へ不安を持つこと。「お金がなくなったらどうしよう」「結婚できなかったらどうしよう」「子供ができなかったらどうしよう」など。ただし、まだ起きていないがゆえに対処法も少ないですし、なかなか厄介ですね。

もし、未来に向けて自分で対処できる問題であるならば、まずはその問題を解決するために「今の自分ができること」を紙に書き出してみましょう。実は、考えを紙に書き出すことは、とてもメリットが大きいんです。脳が整理されて、しっかりとその情報を現実に移そうと動いてくれます。

紙に書き出したら、次に、それを現実化させるためには、どのような順序を追って進めていけばいいか、できるだけ細かく目標化していきましょう。「こういうふうにやっていけばいいんだ」という道を作ることは、安心感を生みますから、不安の払拭《ふっしょく》に役立ちます。つまり、頭で漠然と悩んでいるのではなく、具体的に、現実化させる道筋を作ることが重要なポイントなのです。

さらにもう一つ。未来への不安が「解消されなかった場合の想定」もしっかりしておくと、なおよいでしょう。例えば、「子供ができなかったらどうしよう」という不安に対して「子供がいない場合でも楽しめる人生」について思いを馳せつつ、こちらもしっかりと紙に書き出しておくのです。そうすることによって、「ダメだった場合でも、こういう生きかただってあるんだ」という新しい道が作られ、余計な不安が消えていきます。

不安を感じやすい人はどうしても「○○しなくてはダメ」という思い込みにとらわれがち。したがって、こうした複数のルートによる対処法・生き方を事前に考えておくことが、不安の払拭に役立つんです。

ただ、みなさんに一番伝えたいのは、「10年後のことは誰もわからない。1年後だって同じ。だからこそ、今日1日をどれだけ楽しく、有意義に過ごせるかに力を注いだほうがいい。そしてその積み重ねが、実りある未来を作っていく最高の材料である」ということ。

今日をしゃかりきに楽しんでいるうちに、自然と不安は消えていくことでしょう。

無気力

無気力とは、西洋医学的には副腎皮質ホルモンの分泌異常を起こすアジソン病、躁うつ病、更年期障害、甲状腺機能低下症などといった疾患で起こるとされています。しかし、検査でこれらに該当するものが見つからない、原因不明の無気力状態、というものも多く見られます。病気が見つからないと病院では治療をしてくれませんから、なかなか厄介ですよね……。

こういうときにこそ、ぜひ、中医学の考えを取り入れてみてほしいと思います。

中医学では、無気力を「気虚《ききょ》」という状態にあると考えます。つまり、体やこころを動かすエネルギーである「気」が不足することで、何もする気が起きない無気力状態が生まれるというわけです。これは、いわゆる「未病」という、病気になる前の「病態」と言われる段階。放置すれば病気へと進行する危険性がありますので、この段階でケアしておくことが大切です。

気を補う方法としては、次のことが有効とされています。

＊胃弱の人は気の生成量が少ないので腹八分目、お腹に優しい食事をこころがける
＊よく休み、よく眠る
＊ストレスの少ない生活をこころがける
＊「補中益気湯《ほちゅうえっきとう》」や「参苓白朮散《じんりょうびゃくじゅつさん》」「六君子湯《りっくんしとう》」などの消化器系の働きを元気にし、気の生成を補う漢方薬を使う

また、こころの持ちようとして次のことに気を付けてください。

＊無気力状態になっている自分を否定しない、責めない
＊やりたいことを実行に移す前に、紙に書き出す（どんなに小さいことでも大丈夫。今日1日のなかでこれはやりたい、と思うことが少しでもあれば書き出してみてください）
＊自分が活発に動いている姿を、1日5分でもいいのでイメージする

人間の脳には、抱いたイメージを体に伝達する力があります。したがって、実際には動けていなくても、動けている自分をイメージすることで次第に体が動くようになるはずなんです。気を補う生活習慣を行いながら、動ける自分をイメージすること。これが未病状態の無気力からの脱出方法と言えるでしょう。

落ち込みがち、クヨクヨ、憂うつ感

いつもと同じ1日なのに、なぜか今日は特に気持ちが落ち込む。何か嫌なことがあったわけでもないのにクヨクヨしがち。憂うつな気持ちが晴れず、こころがどんよりとしている……。

そんなふうにテンションが上がらずに気持ちが下を向いてしまう原因を、中医学では内臓の弱りとして捉えています。特に「心《しん》」「肝《かん》」「脾《ひ》」という三つの内臓部位が、気持ちの落ち込みに深く関与すると言われています。

＊「心」……精神状況を正常に保つ役割を担う「心」。心が作り出すエネルギーを「心気《しんき》」と呼び、心気から作られる栄養を「心血《しんけつ》」といいます。考えごとが多かったり、睡眠不足になったりすると心の機能が低下し、「心血」が消耗されてしまいます。「心血」が不足した病態を「心血虚《しんけつきょ》」と呼び、この状態になると不安に取り憑かれ、意識もまとまらず、クヨクヨと落ち込むようになります。考えごとをできるだけ減らしたり、考える時間をきっちり決めておくなどして、対応するとよいでしょう。この病態には「帰脾湯《きひとう》」という漢方薬がよく使われます。

＊「肝」……感情のコントロールを担う「肝」。過度のストレスや緊張、継続的なイライラなどがあると肝が傷み、精神状況が安定せず、イライラと同時に落ち込みやクヨクヨを生みます。この状態を「肝鬱気滞《かんうつきたい》」と言います。自分なりのストレスケアに努めたり、「加味逍遥散《かみしょうようさん》」などの漢方薬を用いることで、感情の波を安定させることができます。

＊「脾」……消化器の働きをコントロールする「脾」。先天的な胃弱やストレス過多、悩みすぎ、暴飲暴食などによって「脾」が弱ると、飲食物から栄養を取り込むことができなくなって、「脾気《ひき》虚《きょ》」という状態になります。こうなると気力が湧かず、気分が落ち込み、小さなことにもクヨクヨするようになります。胃腸への負担をなくすために暴飲暴食をせず、消化のよい食べ物を食べたりしながら「補中益気湯《ほちゅうえっきとう》」などの漢方薬を用いるとよいでしょう。

このように、気持ちの落ち込みやクヨクヨした気分は、内臓の不調によって生まれることがあるということを、きちんと理解しておくこと。そうすれば、ネガティブな思考を持ってしまった自分を責める前に、「内臓が疲れているのかもしれない。内臓のケアをしっかりしてみよう！」と、前向きに考えることができるはずです。

ヒステリー、イライラ、怒りっぽい

四六時中イライラしていたり、些細なことでヒステリーを起こしてしまい、結果として自己嫌悪に陥る……。そんな経験はありませんか?

「『イライラしちゃダメ!』と言われてイライラが止まるくらいなら、そもそもイライラしないわよ!」と、さらにイライラしないように、ここでは中医学における怒りのタイプについて、ご紹介していきましょう。

イライラや怒りが抑えられないタイプを大きく分類すると、このようになります。

＊怒りの熱源がこもりやすいタイプ(「実熱《じつねつ》」・「実証《じっしょう》」タイプ)
＊ストレスにより、感情コントロール機能が故障してしまったタイプ(「肝鬱気滞《かんうつきたい》」)

まず、「実熱」と言われるタイプは、神経興奮がこうしたイライラや怒りやすさを生むことがあります。「実熱」は、主に外部からの刺激（菌やウイルス、アレルギー性物質の侵入）によって体内に発熱が起こった状態で、同時に神経の興奮を伴うと考えられています。

また、外的刺激に対し体内に熱がこもり、その熱によって脳が充血して過剰な興奮を起こしやすいものを、「実証」タイプと呼びます。「実証」タイプの神経興奮には、突然怒りを爆発させるといった、ヒステリックな症状を起こすという特徴も。

「実熱」「実証」タイプの神経興奮のクールダウンには、「黄連解毒湯《おうれんげどくとう》」という漢方薬などを用います。ちなみに「実証」タイプの方は、外的な病邪の侵入がなくても、すぐに頭に血がのぼりカッとしやすい傾向にあるので、くれぐれも注意しましょう。

最も怒りやイライラの多いタイプは、毎日のように何らかのストレスを受け続けている人でしょう。中医学では、感情のコントロールを担う「肝《かん》」と呼ばれる内臓部位が機能低下を起こしてしまうことを「肝鬱気滞」と呼びます。

この場合、イライラが続いたり、怒る必要のないことで相手を怒鳴りつけてしまったりと、感情のコントロールがうまくいかなくなってしまうことがあるのが特徴です。

ストレスによる肝の機能低下には「加味逍遥散《かみしょうようさん》」や「抑肝散加陳皮半夏《よくかんさんかちんぴはんげ》」などの漢方薬が効果的です。

いずれの場合も、人の怒りのピークは6秒と言われています。もし、怒りが抑えきれず爆発しそうになったときには、大きく深呼吸をしながらゆっくりと六つ数えてみてください。

また、イライラした気分を晴らすには、柑橘系などのフレッシュで酸味のある香りや、ゆったりとした入浴、読書などがオススメです。

逆に、NG行為はギャンブル、暴飲暴食、喫煙、深酒など。どれも後悔してしまうものばかりですね。これらは余計にフラストレーションを溜め込んでしまう可能性があるので、やめたほうがよいでしょう。

ほんの少しでも穏やかな時間を持てるよう、日々、こころがけてみてくださいね。

不眠

「健康作りの基本は睡眠から」とわかっているものの、ベッドに入っても一向に眠れない状況が続く不眠症。「早く寝ないといけないのに！」と、気持ちばかりが焦ってしまいますね。

リラックスして入眠するためには、日中活動するために使われていた交感神経から、次第に副交感神経が優位になっていくことが必要です。そのための「就寝前の準備」として、有効な方法をご紹介したいと思います。

①睡眠2～3時間前
＊飲食をしない（水やお茶など、ノンカロリーの水分はOK）
②睡眠1時間前
＊スマホやPCなど、強い光源を見ない
＊部屋の明かりを次第に暗くする

＊本を読む
＊ゆっくりと湯に浸かる
＊軽いストレッチをする
＊瞑想を行う
③ベッドに入ってから
＊楽しいことも含めて、何も考えないようにする
＊全身の力を抜く
④どうしても眠れない場合
＊一度暗めに電気をつけて、本を読む
＊ホットミルクを飲む
＊アロマなど、よい香りをたく
＊ゆったりとした音楽を聴く

不眠状態が起こる原因は様々ですが、基本的には「眠れないという不安による興奮状態」というのが、最大の理由です。

そこで、不眠を訴えるお客様に、「睡眠状態にならなくても、横になっているだけで、体力は70~80％ほど回復するんですよ」とお伝えすると、みなさん気分が楽になるようです。逆に、何日も

起き続けることができる人間はいませんから、安心してください。

また、寝付きが悪いときや、何度も目を覚ましてしまうときには、体のエネルギーが消耗している場合もあります。なぜなら、快眠するためにも体力が必要なんです。漢方薬が効力を発揮するのは、まさに、こんなとき。快眠のために必要な体力を回復したり、不眠への不安興奮を和らげたりすることで、ここちよい眠気が自然に起こるように働きかけてくれます。

気持ちが高ぶって眠れないときには「柴胡加竜骨牡蛎湯《さいこかりゅうこつぼれいとう》」や「甘麦大棗湯《かんばくたいそうとう》」、不安で眠れないときには「帰脾湯《きひとう》」、夜に何度も目を覚ましてしまうときには「温胆湯《うんたんとう》」など、正しく漢方薬を選ぶことで、良質な睡眠を得ることができます。

「眠らなくてはいけない」という焦りを生まないことが、気持ちのよい睡眠のために最も必要だということを、ぜひ、覚えておいてくださいね。

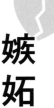

嫉妬

嫉妬という感情は、いつ誰にでも起こりうるものです。実は、人は本能的に「自分よりも下なのに……」と思う人に嫉妬するもの。正確に言いますと、「自分よりも下のくせに、自分よりも幸せ」と思う人に、人は嫉妬するんです。

例えば、あなたが自分よりも遥かに目上だったり、尊敬の念を持っていたりする人、あるいは、絶対に手が届かないと思うスターやプロスポーツ選手などに嫉妬することはありますか？　おそらく、ほとんどないはずです。

ところが、あなたと同じ環境にいる人間や部下などが、優秀な成績やパフォーマンスを発揮したら、どうでしょう。そう、「自分よりも下」だと思っていた人間が自分よりも幸せな立場に立った瞬間、強烈な嫉妬を感じ始めるのです。これが嫉妬の本質です。

そこで、他人にすぐに嫉妬してしまうという人は、相手のことを自分より下に見てはいないか、ぜひ自問自答してみてください。おそらく、あなたはその人のことを本能的に下に見ている可能性が高いはず。

そこに気付いたのであれば、他者を年齢や立場、見た目や言動、仕事ぶりなどだけで「上」とか「下」などと考えることをやめましょう。さらに言うなら、その人への過剰な興味を捨てるよう意識してみてください。そうすることで、そもそも嫉妬という感情自体が、極めて起こりにくくなります。

逆に、「なぜかいつも嫉妬されて嫌がらせをされたり、他人から誹謗中傷を受けたり。本当に意味がわからない……」。そう悩んでいる人も、このメカニズムを理解しておくとよいでしょう。嫉妬されて批判されたり、ネットで叩かれたりする人は、よかれと思って他者にへりくだったり謙虚に出たりする人が多い傾向にあります。

したがって、「私なんかがこんな立場にいてもよいのでしょうか」などと、わざと下手に出たり謙虚ぶってはいけません。なぜなら、そういう謙虚な態度を取ることで、他者はあなたのことを「自分よりも目下の存在」と誤認することがあるからです。

自分は自分。他人に嫉妬しても、あなたには全くメリットがありません。ぜひその嫉妬のエネルギーを、他の前向きなことに使ってみてください。そのほうがあなたのこころも健全になりますし、きっと今よりも充実した毎日に変わっていくはずですよ。

過呼吸

日本人の半分以上は「過呼吸状態」に陥っている、という驚きの統計があります。ストレスの多い毎日が続くと、人は知らず知らずのうちに、鼻を通さず胸だけを使った浅い呼吸をくり返すようになっていきます。これでは質のいい呼吸ができず、過呼吸状態に陥るのも当たり前。

実は、鍛え抜かれたアスリートほど、余計な呼吸回数を自然と減らしているんです。反対に、太っていたり、日常的に運動をしない人は、すぐにハァハァとたくさん浅い呼吸を起こします。どちらが健全かは、一目瞭然ですね。

実は、この浅い呼吸は日本人だけでなく、運動不足やストレス社会化が進む先進諸国の多くで広がりつつあります。

呼吸が浅くなる過呼吸状態では代謝が低下し、心拍数が増加、肺や心臓に負担をかけてしまうため、健康や精神の状態を悪化させることにも繋がります。

例えば、不安神経症、呼吸器疾患、疲労倦怠、睡眠障害、心臓トラブル（動悸息切れなど）といった症状の原因にもなりえますし、過呼吸状態が続くことで、知らず知らずのうちに心身に負荷がかかり、疲弊してしまうのです。

そこで、ここでは「呼吸のコツ」をご紹介しましょう。

①へその下に力を入れるよう意識する
②鼻から大きく息を吸い込む（これだけで、自然に理想的な呼吸法とされる腹式呼吸になります）
③肺から全身に酸素が散布されるイメージを持つ（これは中医学でいう「宣発《せんぱつ》」「粛降《しゅくこう》」という、肺の正しい働きのイメージとして捉えられています）
④最後に口から大きく息を吐く

これらを当たり前にできるようになるまで、しばらく意識して行いましょう。実はたったこれだけでいいのですが、当たり前にするのは想像以上に難しいはず。
まずは1日、できたら3日、次は1週間……と、次第に期間を延ばしていくといいでしょう。

中医学では「呼吸を浅く、急ぐものは長く生きられない」という趣旨の教えがあります。

深く緩やかで落ち着いた呼吸を使う太極拳は、まさにこの教えを取り入れた運動法と言えるでしょう。

深い静かな呼吸はそれだけで筋肉を緩ませ緊張を取り、精神の興奮を鎮め、臓器への余計な負荷を取り除きます。

ストレスによって生まれる緊張は体の大事なエネルギーや血液、体液などの通り道を塞ぎますが、この呼吸法をマスターすれば体中へ栄養成分がスムーズに流れていくようになります。

生きるために欠かせない「呼吸」。落ち着いた、正しい呼吸をすることで、体だけでなくこころのバランスも整っていくことでしょう。

パニック発作

よく、パニック発作は〝突然起こる〟と言いますね。しかし、相談者の傾向を見ていますと、「緊張感」の後に、発作のスイッチが入る感覚を自覚する人が多くいらっしゃいます。

人が緊張を受けるのは、次のようなときです。

＊生活上の緊張（通常の緊張）
＊体感の緊張（暑い、寒い、動悸、過呼吸など）

パニック発作の引き金としては、これらに「予期不安」（P114参照）という大きな緊張源がのしかかることで、もともとの緊張が倍増しているケースが多く見られます。

したがって、パニック発作の正体は「緊張の集合による暴走」と考えていただいてかまいません。

つまり、日常からできるだけ緊張のもとを呼び込まないようこころがけることが必要なんです。

電車、衆人環境、ストレス過多の職場など、発作を起こした後は、できる範囲でしばらくこういったものから離れることが必要です。ただ、発作が起きないように、怖いと思う状況を避け続けていると、そこから恐怖症のような状態に陥ってしまう可能性があるため、実は数日以内には元通りの生活に戻れるような試みを始めることが大切です。

予期不安を覆すためには、「やってみたけど大丈夫だった」という経験を積み重ねることです。

生きていれば、不安は必ず起こるもの。

気持ちを即効的に落ち着かせる効果を持つ「牛黄清心丸《ごおうせいしんがん》」などの漢方薬を、こころのお守りとして持ち歩くのもいいでしょう。なつめやナッツ、バナナ、ココアなどはこころを落ち着かせる効果があるとされます。これらの食材を毎日の食事に取り入れるのもよいでしょう。

また、論理的に考えてみることもオススメです。

一度パニック発作を起こすと、恐怖を強く増幅させてしまう思考と行動にハマってしまいがちです。その改善に、物事の受け取りかたを変える心理療法「認知行動療法」などが、薬の使用以上に効果的なケースが多いのです。

あるいは、発作を起こした「原因に対してのメンタルケア（距離を取るなど）」を進めながら、予期不安を一つずつ打ち消していくことも効果的。

「電車に乗れなかったら仕事をクビになるのではないか」
←
「電車に乗れなくても会社に行く手段はきちんとある」
←
「仕事に行かなくても生きていく方法はある」

といった具合です。
パニック発作が起きたら、焦って一人でどうにかしようとせずに、信頼のおける人と二人三脚で、ゆっくりとメンタルケアに取り組んでいきましょう。

あがり症、過緊張

「緊張に弱い」「すぐにあがってしまって、頭が真っ白になり失敗ばかり」

あるいは、人前に出たり、初めての場所に行ったりするだけで頭が真っ白になり、思考が停止してしまう「脳フリーズ状態」が起きるのが辛い、とお悩みの方は非常に多いものです。

「人や場に慣れるしかない」「気持ちを強く持て」「緊張するなんて情けない」。そんなふうに、幼少期から言われ続けてきた方も多いと思います。ただ、実は緊張やあがり症は「脳の働き」によるもので、精神論でどうにかできるものではありません。

もちろん、そこにはきちんとしたメカニズムが存在します。そのメカニズムを理解し、対策を講じることで緊張やあがり症＝「脳フリーズ状態」はきちんと改善することが可能です。

僕が、実際に対策としてお客様にお話ししていることを、まとめてみましょう。

＊緊張やあがり症は「全てが悪」でなく、適度なら気を引き締め、ミスを減らせるものと認識する
＊あがってしまったとき、「自分はなんてダメなんだ」と内向きになるのではなく、むしろ視線を相手に向けたほうが落ち着くことが多い
＊相手によっていちいち対応を変えない。常に自分の言葉で話す
＊小さなことでもかまわないので「自分から舞台にのぼる」ことをたくさん行う（実践練習を積む）
＊「自分はできる」という意識を常に持つことで、脳はそれを遂行しようと動いてくれる

そして、何よりも重要なのは、「完璧なんて目指さなくていい」と常に思うことです。「ミスの一つも許されない」と思うほどミスは増え、完璧などという存在しないものに意識がとらわれ、不必要な緊張を生みます。そうではなく、自分のやれることだけを行い、失敗しても「こうすれば次回はもっとよくなる」という考察をくり返していけばよいのです。

実は僕自身、もともとはあがり症で、少々の吃音もありました。しかし、多くの人と出会い、先述した対策を講じるうちに、次第に話をさせていただくことを楽しいと感じられるようになったんです。「脳フリーズ状態」も、いつの間にか一度も起きなくなりました。

「向き不向き」などはありません。「肩の力を抜いて数をこなすこと」を大切にしてみてください。

神経興奮やストレスによる発熱

気持ちが高ぶり、夜になっても寝付けない……。そんな「神経興奮」にお悩みの方は少なくないかと思います。

西洋医学では、安定剤などを使ってこうした興奮を抑制することが多いと思いますが、東洋医学的な定義で神経興奮を捉えると、「実熱《じつねつ》」と「虚熱《きょねつ》」の二つに分けることができます。つまり、同じような神経興奮の症状でも、その性質と原因は大きく異なることがある、ということです。

「実熱」タイプは神経興奮だけでなく、イライラやヒステリーなど、感情の暴走も合わせて起きるということは、すでに「ヒステリー、イライラ、怒りっぽい」の項目（P120参照）でもお話しした通りです。

一方、「虚熱」タイプの神経興奮は、「神経（ストレス）性の興奮」として考えていただければよいかと思います。

例えば、物事を深く考えたり悩んだりしたとき、あるいは緊張や重圧のかかるイベントに参加するとき、新しい環境下での活動を行う時などに発熱したり、神経興奮が収まらなくなるものを「虚熱性」として捉えます。

高ぶってしまったこころを落ち着かせる食材としては、ナッツ類、なつめ、ココア（カカオ）、ハーブティー、ホットミルクなどがオススメです。ちなみに、気持ちを落ち着けるために寝酒をする人がいますが、これは逆効果になることも。できればやめておいたほうがいいでしょう。

ところで、子供の心因性チックや夜泣き、歯ぎしり、多動や夜尿なども、虚熱性の神経興奮に分類されることがあります。つまり、何らかのストレスによる神経負荷→神経衰弱→神経発熱（興奮）という流れで起こるものである、とイメージしていただくとわかりやすいかもしれません。

こうしたタイプの方には「帰脾湯《きひとう》」や「甘麦大棗湯《かんばくたいそうとう》」などの、神経虚弱を補うことで興奮を落ち着かせるタイプの、優しい漢方薬が有効です。

西洋医学では対処の難しい神経興奮も、このようにタイプを分類し、適切な対処をすることで改善が可能です。もちろん、こころを揺さぶり、興奮を生むストレス源を取り除くといった、基本的なケアも忘れずに。弱っているこころに刺激の少ない毎日をこころがけてみてください。

対人恐怖症

人と接するのが苦手で、場合によっては恐怖すら感じてしまうのが「対人恐怖症」です。実は、昔の僕がまさにそうでした。吃音もあったので、電話では四苦八苦。相手が電話に出ても、最初の「杉山と言いますが」というひと言が出ず、電話の向こうでは「もしもし?」という怪訝な声……。こうなると、ますます焦って声が出せず、いきなり電話を切ってしまったこともあります。こんな調子ですから、電話で人と話すことすらも恐怖でした。

ただ、僕はあるときを境にして、いきなり「対人恐怖症」を克服したんです。きっかけは、中学生の頃。ある緊急事態を受けて、電話が死ぬほど苦手なこの僕が、クラス全員に連絡を回す当番に任命されてしまいました。なんと、この罰ゲームさながらの使命によって、電話が苦手という対人恐怖症の大きな要素が一気に消え去ったのです。

今になって思えば、「一度に大量の人間に同じ内容を伝達する」という、「作業のくり返し＝慣れ」

によるものでしょう。ある作業を淡々とこなし、「やるべきこと」に意識が全て集中した結果、対人恐怖症が顔を出す余地がなくなってしまったということです。この一件からピタリと、電話で口ごもることはなくなりました。

対人恐怖症では、「相手が自分に対してこう思ったらどうしよう」という不安が、言葉をつまらせたり正常な筋肉の動きを阻害しますが、これは病気でも何でもありません。つまり、普通は他人に対して向いている意識が、常に「自分」に必要以上に向くことで過度に緊張する「自意識過剰状態」こそが、対人恐怖症の正体だからです。

有名な心理学の統計に、「基本的に、他人は自分が思っている1％もあなたのことを気にしていない」というものがあります。「こうしたら他人は自分を◯◯と思ってしまうのではないだろうか？」というネガティブな思いは、ただの自意識過剰、所詮は無意味な詮索だということです。そう、対人恐怖症を治すためには、自分ではなく相手に意識を向けることが大切なんです。

まずは、人と接する直前に、「相手は自分のことなんて気にしていない」と、くり返し三回、口に出してから臨んでみてください。これだけでも、不思議なほど落ち着くはずですよ。

大丈夫、怖がらないでくださいね。

自律神経失調症

交感神経と副交感神経という、二つの神経のバランスが崩れることで起きるのが、自律神経失調症です。

主な原因として挙げられるのは、ストレス、生活リズムの崩壊、ホルモン分泌の異常などですが、次のようなケースに心当たりのある方は、「こころ」に原因の〝根〟がある可能性が高いかもしれません。

＊一つのことが気になって、メンタルの調子を崩してしまう
＊周囲に気を使いすぎてしまう
＊趣味がなく、家事や仕事を苦痛に感じているのに頑張ってしまう

これらの項目に当てはまる場合は、まず、できるだけ自分の負担を軽くしていくように努めることが必要です。いきなり性格を変えることはできなくても、原因を自覚して注意するだけでも、心

身への負荷は減っていくもの。

また、自律神経失調症には一人で悩みを抱えてしまう方が多い傾向にありますので、周囲の人に相談することも大切です。もし、相談できる人が周囲にいなければ、信用できるカウンセラー（もちろん、僕でも結構です）に、相談するのもよいでしょう。


加えて、休むときにはしっかりと休むことも大切です。休むことに、罪悪感を抱いてはいけません。できるだけ規則正しい生活リズムをキープしつつ、仕事と休息のメリハリをつけることで、自律神経は整っていきます。

実際に、休息をしっかり取って生活リズムを整えると、リンパ球が増えて免疫も向上するという科学的データもあるんです。


また、「健康維持には睡眠が大事」ということも、くり返しお伝えしていますね。夜は副交感神経を優位にし、交感神経を休める必要があります。ちなみに、人間の体内時計では、朝の5時頃に副交感神経から交感神経への切り替えが自然に行われることがわかっています。

年齢などにより多少の増減はあるものの、人間が必要とする睡眠時間は、約7～8時間とされています。

逆算すると、体内リズムと自律神経を整えるには、やはり22時台に就寝するのがベストということとです。「22時台は無理！」という方でも、深夜1時2時に就寝する生活習慣を23時頃に切り替えるだけで、うつや重篤な不安障害が改善されたケースは多くあります。

僕は、どんなによい漢方薬を用いるよりも、睡眠の力のほうが大きいと思っています。夜ふかしを正さずに自律神経を整えることは難しいかもしれない、と思うほどです。

もちろん、いきなり生活リズムを変えることは難しいという人も多いと思いますので、例えば1日5分など、少しずつでも結構です。できるだけ「早寝早起き」に近づけるよう、就寝時間を早めていくとよいでしょう。

睡眠の改善については「耳にタコ」という方もいらっしゃるかもしれませんが、あらゆる不調の改善に欠かせない要素であることは間違いありません。「1日5分ならできるかも？」と思った方は、ぜひ、今日からトライしてみてくださいね。

完璧主義

「自意識過剰気味で、他人の目や評価が異常に気になる」「責任感が強く、妥協できない」「とにかく理想が高い」「失敗することが恐怖」「自己愛が過度に強い」……。

一般的に言われる「完璧主義傾向」には、このようなものが多いと思います。

脳科学的なデータによると、完璧主義的な性格は、一般的に幼少期の教育や育児の影響が大きいとされています。

つまり、親や教育者があなたに対して過度の期待を寄せていたり、成果を褒めることなく、より高い結果を要求することが長年続いたりすると、幼い意識として「親に褒めてもらえるのは完璧にできたときだけ」「もっと結果を出さないと認めてもらえない」という思いが次第に強固になっていき、その結果として「完璧主義的思考」が形成されてしまうというわけです。

したがって、「こんなものなの？」「もっと頑張りなさい」「もっとできるでしょ」などといった言葉を、子供に使うべきではありません。頑張っても100点を取れないことで怒られたり、「努力が足りない」などと言われる環境は、子供にとって、とても辛いものですから……。

そうした辛い幼少期を過ごすことで、高すぎる理想を持つようになったり、ほんのわずかなミスでも恐怖やいらだちを感じたり、「これは大きな失敗だ！」と捉えてしまうようになるのは、不思議なことではありません。

一方で、ここまでネガティブな側面ばかり書いてきたものの、「完璧主義傾向」な思想は、うまくコントロールすれば非常にポジティブな能力でもある、ということもお話ししておきたいと思います。

例えば、よい結果をコンスタントに出せる、大役を任せられてそれをこなすことができる、失敗の少ない仕事ができる、などは完璧主義のポジティブな側面であり、優れた能力だと言えるでしょう。

ただし、結果を恐れるあまりに初動が遅くなる、他者を頼ることができない、周囲にプレッシャーをかけてしまう、最終的な目標よりも過程にこだわりすぎて前に進めなくなる、完璧以外は失敗と認識してしまう、過去の失敗をトラウマに感じてしまうなどといったデメリットが多いのも、また事実……。

つまり、大切なのは「バランスの取りかた」なんです。

ここで、「完璧主義のバランスの取りかた＝完璧主義の直しかた」をまとめておきましょう。

＊最終的なゴールをきちんと設定する
＊やるべきことに優先順位をつける
＊意識して人に頼る、任せる
＊100点以外の合格点を決めておく
＊きちんと自分を休ませる

自分を責めても、何も生まれません。そうではなく、自分を褒め、認めることで、次に繋がるものが生まれるのです。どうか、このことを忘れないでいてくださいね。

ＨＳＰ

「ＨＳＰ（ハイリー・センシティブ・パーソン）」という言葉をご存知でしょうか？　言葉の通り「人一倍繊細な人」という意味があり、生まれ持ったこころの特性の一つとして定義されています。特徴としては、他人の言動に過剰に動揺してしまったり、他人の感情に自分の気持ちを大きく揺さぶられてしまったり、周囲の音や光、匂いなどが過剰に気になってしまったりと、言い換えるならば非常に「デリケート」とでも申しましょうか。その「デリケート」さゆえに、日々の生活を辛く感じている人のこと。実に、人口の約20％はこのＨＳＰであるとするデータもあります。

もし、「自分はＨＳＰかも」と思った方は、自分の特性に対して自分自身を責めない、という意識を持つことが何より大切です。ＨＳＰは決して「欠点」ではなく「特性」である、としっかり認識しておきましょう。実際に、ＨＳＰ気質のある人は、周囲の状況に対してアンテナが鋭敏なので、様々な物事に誰よりも早く気が付き、動くことができるという点では、非常に大きなメリットがあります。反対に、デメリットは、多くのことに気が付いてしまうがゆえに動けなくなってしまうという点。つまり、周囲からの情報を、強いストレスとして受け取りやすいんです。

したがって、情報に対し過度に考えすぎず、「とりあえず、まずはこうしてみたらどうだろう？」と軽く行動を起こすような意識の持ちかたがポイントになります。

ＨＳＰの方は、感じ取る情報量が多すぎることを自分の問題だと捉え、それに耐えようとする傾向があります。しかし、これは自分自身をさらに疲弊させてしまうため、得策ではありません。それよりも、物理的に情報をシャットアウトしたり、情報過多の環境から距離を取ることを意識したほうがよいでしょう。

また、他者に無理に合わせようとしないことも大事です。「わがまま」と思われるのではないか、社会生活に溶け込めないのではないか、という不安を怖れずに、「自分がこのように感じている」ということを、きちんと周囲に伝えて素直な自分を出していくことです。そうすると、なかには距離を置く人も出てくるかもしれませんが、自分を理解してくれない人たちと我慢して時間を共有するより、自分のことを理解してくれて、同じような特性を持つ人たちと時間を共有したほうが、楽で充実した時間を過ごすことができると思いませんか？

「万人と繋がろう」と考える必要はないのです。これは、ＨＳＰという特性を持っていようがいなかろうが、全ての人に共通する理想的な考えかたであると、僕は思っています。

今すぐできる脳の休めかた

「毎日仕事や情報に追われ、脳が休まらない」とお嘆きの方は多いと思います。そんなときにオススメなのが、P.70でもお伝えした「情報の取捨選択をする」ということ。当たり前と思うかもしれませんが、現代人はこれができていません。

次に「着替える」こともオススメです。仕事から帰ってパジャマに着替えるだけでもオンオフのスイッチが入り、「脳を休めるモード」に移行しやすくなります。在宅勤務などのときも、きちんと仕事の前後で着替える習慣を身につけるとよいでしょう。また、散歩をしたり、自分のスペースにこもったりすることも効果的。特に、計画を立てて行動するよりも、思い立ったときに軽く散歩をするのがオススメです。足を使うことで血流が促され、脳もリラックスします。

情報からあえて遠ざかり、自分のペースで自分のやりたいことを行う。1日のうちにそんな時間を作ることが、脳を休めるためにとても有効です。

第4章

季節の養生

中医学では、季節の変化とこころや体の
健康に深い関連があると考えます。
季節ごとに陥りやすい不調や、こころを傷めない
過ごしかたを学んで、1年中元気よく過ごしましょう。

中医学では、季節の変化を、春・夏・長夏《ちょうか》・秋・冬の五つに分けて考えます。長夏とは、季節の繋ぎ目のことで、日本では梅雨がこれに当たります。

それぞれの季節には対応する「五臓《ごぞう》」と呼ばれる人体の内臓部があり、その五臓とは、それぞれ「肝《かん》・心《しん》・脾《ひ》・肺《はい》・腎《じん》」となります。

「対応する」というのは、それぞれの季節に刺激を受けやすくなる五臓（内臓）がある、ということ。そして、この知識こそが季節ごとの養生に繋がっていくわけです。

こころと体には深い関わりがあり、体の健康とこころの健康は比例します。

五臓それぞれが何らかの原因によって機能低下を起こせば、体とこころは影響を受け、五臓それぞれに関連した、特徴ある症状（不調）が起こります。

つまり、季節ごとの養生をしっかりと行わなければ、体だけではなくこころにも季節ごとに不調が現れる、ということです。

日本には四季がありますね。季節の移り変わりはとても美しく、季節ごとに催される歴史ある華やかなイベントを見るたびに、日本という国に生まれたことに喜びを感じます。

しかし、季節の変わり目には、こころのお悩みが増えるというのも、また事実。これは、季節の変化に体が揺さぶられることで、こころにも消耗や疲れが生じることが原因です。

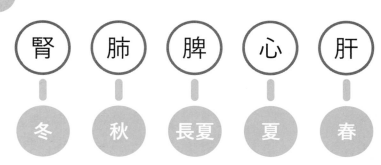

肝	心	脾	肺	腎
春	夏	長夏	秋	冬

例えば、春にはこころがざわついて落ち着かなかったり、夏の終わりには気持ちが空虚になったり、秋に無性に悲しくなったり、冬には不安な気持ちが増したり……。健康相談で、こうしたこころの悩みが増え始めると、「ああ、季節の変わり目なんだな」と、季節の変化を感じます。

でも、せっかく美しい四季のある日本に生まれたのですから、こころの揺らぎで季節の変化を知るようではいけませんね。

それぞれの季節の特徴を学び、準備を行うことで、季節の変化にもしっかりと対応し、四季を思いっきり楽しめるようにしていきましょう。

「養生」とは、まさに「毎日を楽しむための知識」。こころを健やかに養生することで、体も元気いっぱい動けるようになります。

そこでこの章では、みなさんがいきいきと生活していくために不可欠な、季節ごとの養生をお届けします。

春の養生

変化の春はストレス発散を第一に

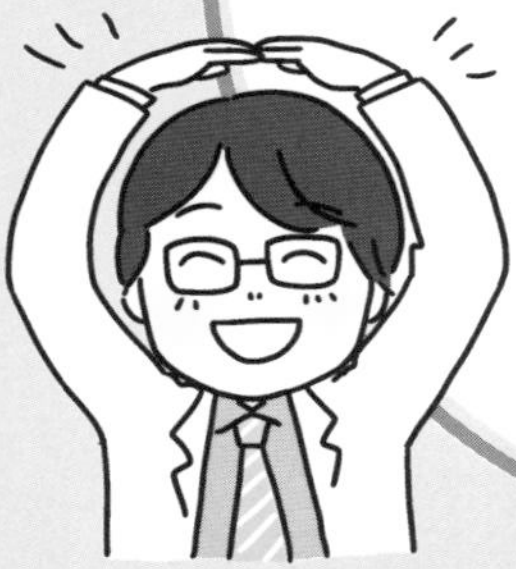

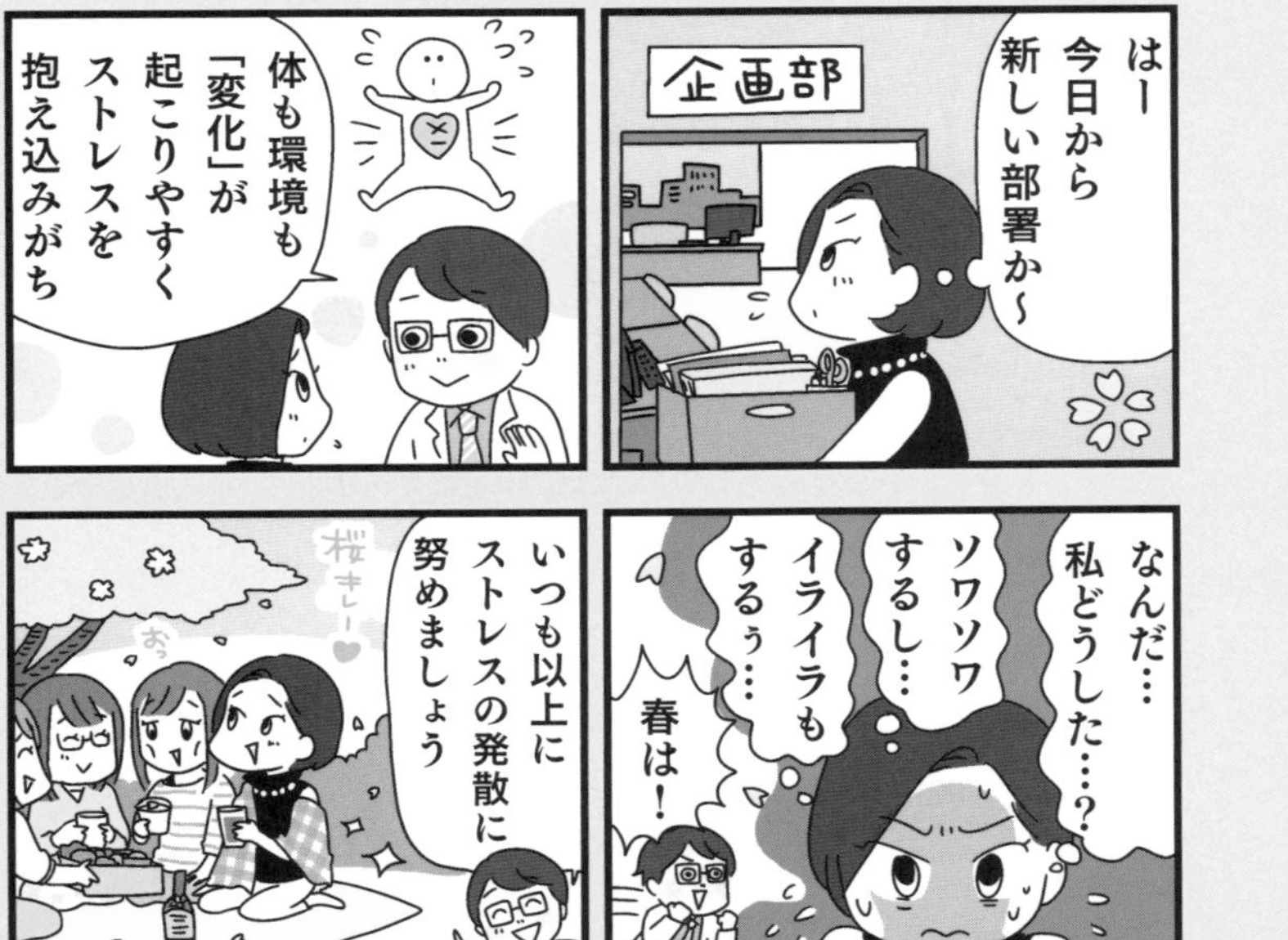
企画部
はー今日から新しい部署か～
なんだ…私どうした…？
ソワソワするし…
イライラもするぅ…
春は！
体も環境も「変化」が起こりやすくストレスを抱え込みがち
いつも以上にストレスの発散に努めましょう
桜キレー
おっ

春は、五臓の「肝《かん》」と関わりが深い時期です。

肝という臓腑《ぞうふ》は主に目や筋肉と繋がりが強く、そのため春になると目が霞んだり、充血したり、全身の筋肉の痙攣《けいれん》や硬直（肩こりや足がつる、筋肉が痛むなど）が起こったりします。


これらは、肝という臓腑の持つ役割に関係があります。中医学において、肝は血《けつ》（体中に潤いと栄養を運び、老廃物を除去する働きを持つもの）を貯蔵し、気《き》（体のエネルギー）や血を全身にくまなく送るための、コントロールを担う場所。

ところが、春の陽気はこの肝に刺激を与え、その働きを妨げる傾向にあります。つまり、春特有の不調は、肝の機能失調によって引き起こされるというわけです。


そして、体だけではなく、こころにも春特有の不調が現れます。肝は「怒」の感情を司る臓腑ですので、肝の機能失調が起こると何となくイライラしたり、些細なことでもすぐに怒ったりしてしまいがち。

春は陽気のいい気持ちのよい季節ですが、なんとなく浮足立ったりソワソワしたりという感覚を持つ方も多いことでしょう。これは、まさに肝の失調によるものです。

こころに関する主な失調としては、前述したイライラ、怒りやすくなる、ヒステリーなどに加え、精神が非常に不安定になるのも特徴の一つ。さっきまでは爆発していたのに、次の瞬間には急に落ち込んだり、ため息が止まらなくなったりと、感情のコントロールができなくなってしまいます。

こうした春特有のこころの失調に対して、生活のなかでできる養生法をご紹介しましょう。

まず、春は入学や進学、部署異動など「変化」が起こりやすい時期ですね。したがって、知らず知らずのうちに緊張して、ストレスを抱え込みがち。

肝は、体の臓腑のなかで最もストレスの影響を受けやすい部位と考えられていますので、いつも以上にストレスの発散に努める必要があります。

もちろん、自分なりのストレス解消法で問題ありませんが、気候のいい時期ですので、伸びやかな気持ちになって散歩をしたり、陽の光を浴びたりすることで、こころがリフレッシュできます。ラベンダーなど、香りのよいアロマを試してみるのもいいですね。

また、肝は酸味と芳香を好むという性質があります。食の養生としては、お酢や柑橘系を使った料理を積極的に食べたり、ジャスミンティーなどのハーブティーを飲むのもオススメ。

漢方生薬を使ったハーブティーとしては、「菊花《きっか》」と「クコの実」もいいですよ。カップにひとつまみの菊花とクコの実を入れて、お湯を注いで1分ほど待つだけで「菊花枸杞《くこ》茶」の完成。どちらも肝を元気にする作用を持った、春にピッタリの素材です。

寒暖差の激しい時期もあるので服選びには悩みますが、温度変化による肉体への負荷をできるだけ減らすように、衣服にも気を使ってみてください。些細なことですが、こころを元気に保つためにも、非常に大切な養生の一つなんです。

漢方薬では、「加味逍遥散《かみしょうようさん》」「抑肝散加陳皮半夏《よくかんさんかちんぴはんげ》」「柴胡桂枝乾姜湯《さいこけいしかんきょうとう》」「柴胡加竜骨牡蛎湯《さいこかりゅうこつぼれいとう》」などといった、肝の機能を改善させる漢方薬をそれぞれご自身の体に合わせて正しく使っていただくことが有効です。

芽吹きの春を、健やかなこころと体で楽しんでくださいね。

夏の養生

消耗しがちな夏は旬の食材で補給を

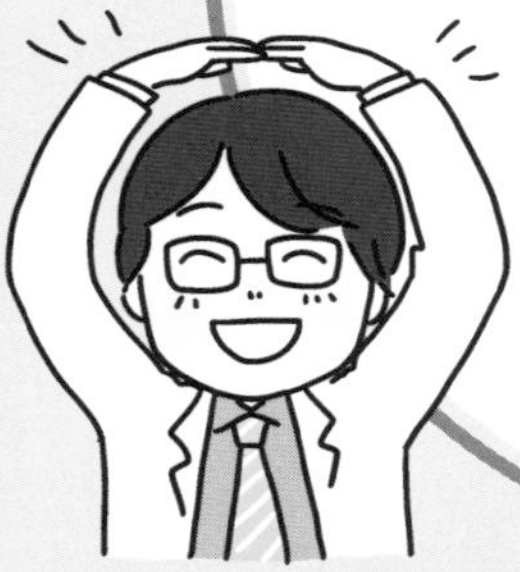

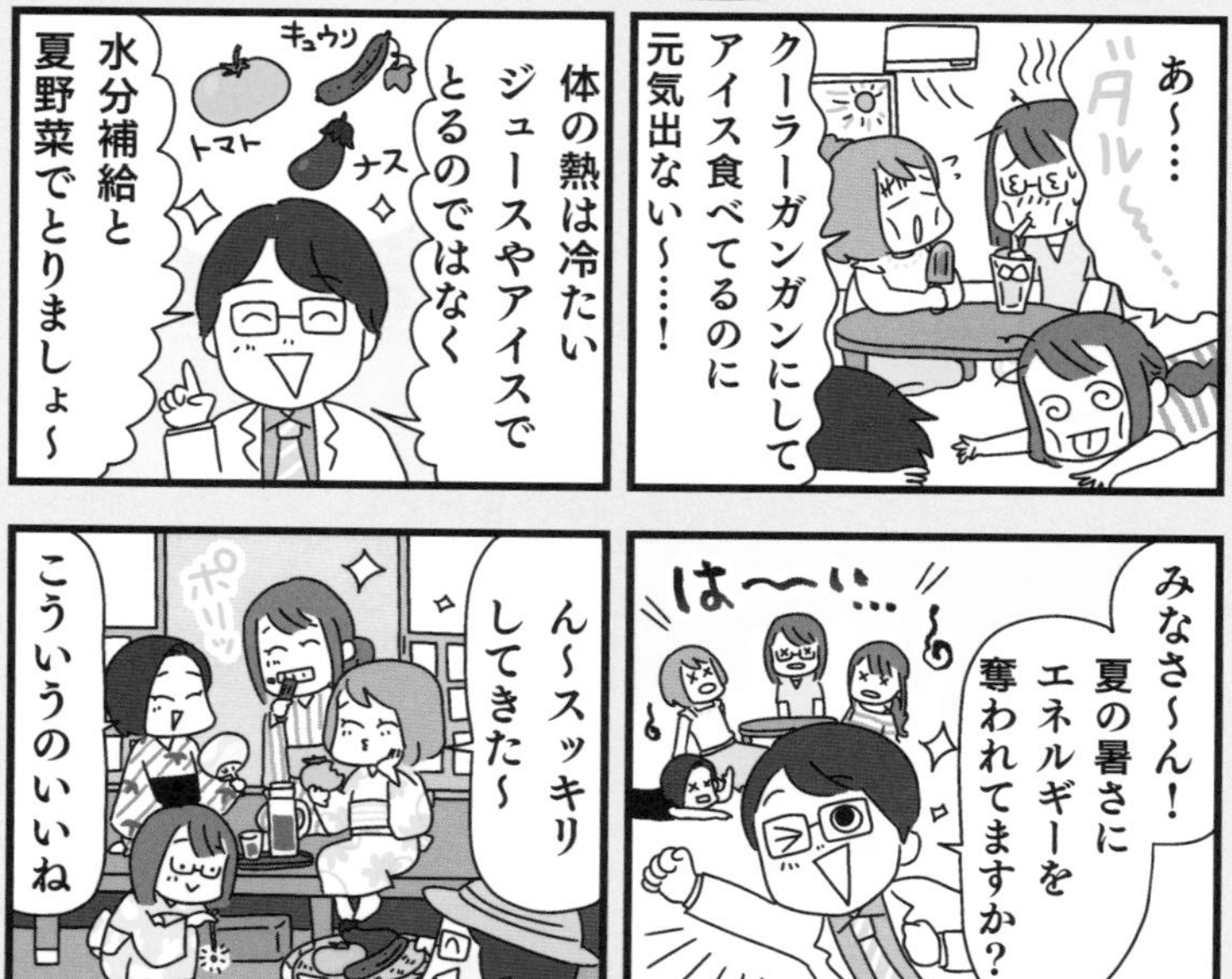
あ～…
ダル～…
クーラーガンガンにしてアイス食べてるのに元気出ない～…！
みなさ～ん！夏の暑さにエネルギーを奪われてますか？
は～い…
体の熱は冷たいジュースやアイスでとるのではなく
キュウリ
トマト
ナス
水分補給と夏野菜でとりましょ～
ん～スッキリしてきた～
ポリッ
こういうのいいね

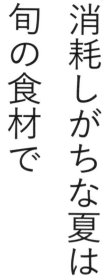

夏は、「心《しん》」の臓腑《ぞうふ》に影響が起きやすい時期です。

「心」という臓腑は、全身にくまなく血液を送るポンプとしての「心臓」という臓器の働きを指す一方で、その言葉通り、メンタルを指す「こころ」という意味もあります。つまり、精神活動をコントロールする部位でもあるんです。

具体的に言いますと、中医学では意識、記憶、思考、集中などといった精神活動の働きは心の機能によって保たれていると考えます。

こころに失調が起こると、動悸や息切れといった心臓系の症状、不安感や焦燥感、記憶や集中力に支障をきたすといった症状が生じます。

全身を巡る血液は、内臓や皮膚といった部位に栄養を運び、活動させたり潤わせたりする働きを担いつつ、同時に精神活動を安定させるための栄養を脳に運ぶと考えられています。東洋医学では、これを「心血《しんけつ》」と呼びます。

夏の暑さによって、「心」のエネルギーが消耗し、心のエネルギーである「心気《しんき》」が不足することで、前述したような不調が次々と現れるようになります。

夏の時期の生活養生としてこころがけたほうがよいものとしては、発汗による気（エネルギー）と陰（潤い・体液）の欠乏を防ぐための、適度な水分摂取です。

ただ、ここで注意しなくてはいけないのは、冷たく糖分の多い水分を多量に摂ると胃腸への負担が大きく、結果として胃腸機能が低下し、逆に消耗してしまうということ。内臓の失調は巡り巡って「こころの失調」を呼ぶことにも繋がっていきますから、くれぐれも注意が必要です。

発汗による消耗、暑さによる夏バテ、多量の水分摂取によるむくみといった、夏の体の不調改善には、夏の食べ物が役に立つでしょう。

なぜなら、キュウリ、ナス、トマトなどの夏野菜は体の余剰な熱を取り、消耗した潤いを補い、体に溜まった余剰な水分を利尿作用で排泄する手伝いをしてくれるからです。食べすぎには注意しつつ、バランスよく旬の食材を食卓に並べておくことがポイントです。

また、中国には「心静自然涼《しんせいしぜんりょう》」ということわざがあります。

「夏の暑さにイライラすると、よけいに暑くなるだけ。ゆったりとした気持ちでいれば、涼やかに過ごすことができる」という教えなのですが、これも、こころの健康を保つためにとても大事な考えかたではないでしょうか。

暑さによる心気の消耗を補充する漢方薬としては、「生脈散《しょうみゃくさん》」や「清暑益気湯《せいしょえっきとう》」などが活躍します。

これらは同時に夏バテ、熱中症の予防にも効果がありますので、夏の時期には非常に重宝される漢方薬です。

元気で開放的な夏の陽気を前向きに取り入れつつ、暑さや夏バテによるストレスを感じないように、様々な養生を取り入れていきましょう。

こころも体も健やかに、イベント盛りだくさんの楽しい夏を元気に乗り切ってくださいね。

長夏の養生

こころと体に溜まるジメジメを追い出す

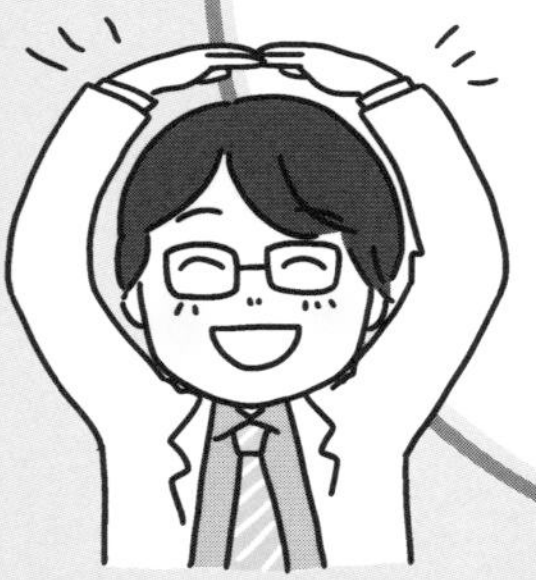

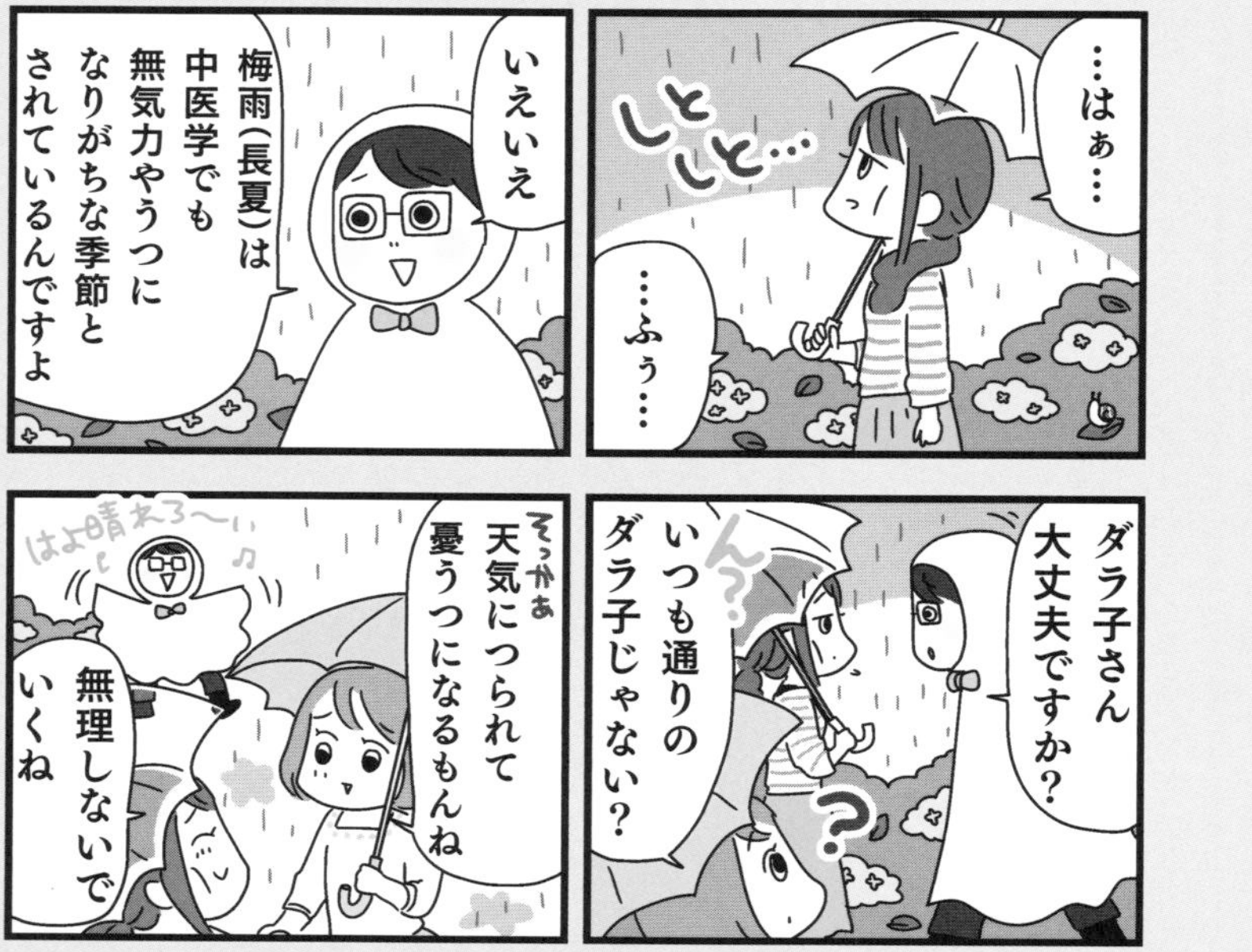
しとしと…
…はぁ…
…ふぅ…
いえいえ
梅雨（長夏）は中医学でも無気力やうつになりがちな季節とされているんですよ
ダラ子さん大丈夫ですか？
いつも通りのダラ子じゃない？
ん？
？
はよ晴れろ〜い
そっかぁ
天気につられて憂うつになるもんね
無理しないでいくね

中医学では、夏と秋の間に「長夏《ちょうか》」という時期があると考えます。中国では、長夏は夏〜初秋の頃で〝むし暑い〟時期。

日本では「梅雨」がこの時期に当たります。湿度が高く蒸し暑い長夏に、最も影響を受けやすい五臓は「脾《ひ》」です。

脾は、胃が飲食物から体の気血《きけつ》（エネルギーや血液）といった重要な栄養素を作ったり、水分の代謝をコントロールをする消化器系の支配を行っている臓腑《ぞうふ》です。

この脾は湿気に弱いという特徴があるため、湿度の高い長夏は脾の働きを低下させ、水分の停滞を招くことで、だるさやめまい、耳鳴り、むくみなどを生じさせます。さらに、食欲不振や消化機能が落ちることで肥満に繋がったり、継続的な下痢を起こしたりと、様々な失調をもたらします。

加えて、脾の働きが低下すると気力が萎えてしまい、何もしたくなくなるような無気力症やうつ症状などが起こりやすくなることも。

実際、曇りや雨の日が多く、日照時間が低下する日本の長夏は、うつを起こしやすい季節とされています。ただでさえだるさが出やすい時期に無気力になるわけですから、こころの健康に大きな障害を起こすことは間違いありません。

長夏の養生については、「利湿健脾《りしつけんぴ》」という言葉があります。これは、脾の機能を改善し元気に保つことで、体に停滞する水分の代謝も促すという養生法のこと。具体的には、以下のようなものになります。

＊適度な運動や入浴で、気持ちよく発汗をする
＊冷たいもの、甘いもの、生もの、消化によくないもの（脂分など）を控える
＊胃腸に優しい食べ物を食べる（イモ類、とうもろこし、きゃべつ、にんじん、大根、たまねぎ、鶏肉、アジ、サバなど）
＊体の余剰な水分を排泄しやすくなる食べ物を食べる（ハトムギ、春雨、夏野菜など）

ちなみに、水分の代謝を高めながら胃腸を元気にするためには、「藿香正気散《かっこうしょうきさん》」などの漢方薬がオススメです。

この他、脾は「思い詰めたり、悩みすぎると働きを悪くする」という中医学の考えかたがありますので、長夏の時期にはこれらの養生を行いつつ、思い詰めることのないように、自分の好きな活動をするなど、気持ちを高めるようにこころがけるとよいでしょう。

湿っぽい長夏の時期は、こころまでジメジメとしてしまいがち。

だからこそ、自分の気持ちが晴れやかになることを積極的に探して、気持ちだけは雨空に負けないように努めることが大切です。

無理のない範囲で、毎日を楽しんでみてくださいね。

秋の養生

乾燥が始まる秋の養生は潤いがカギ

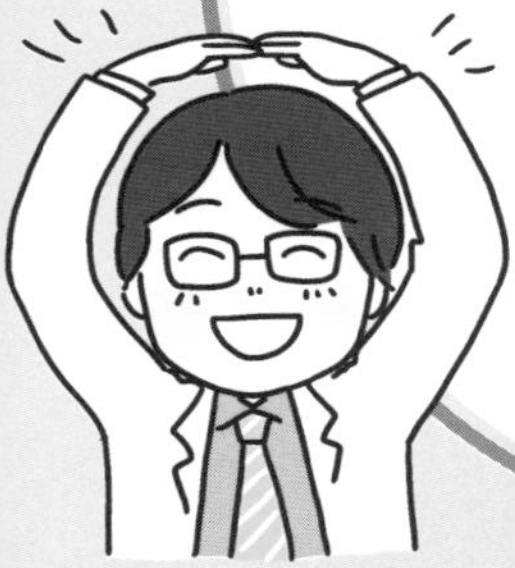

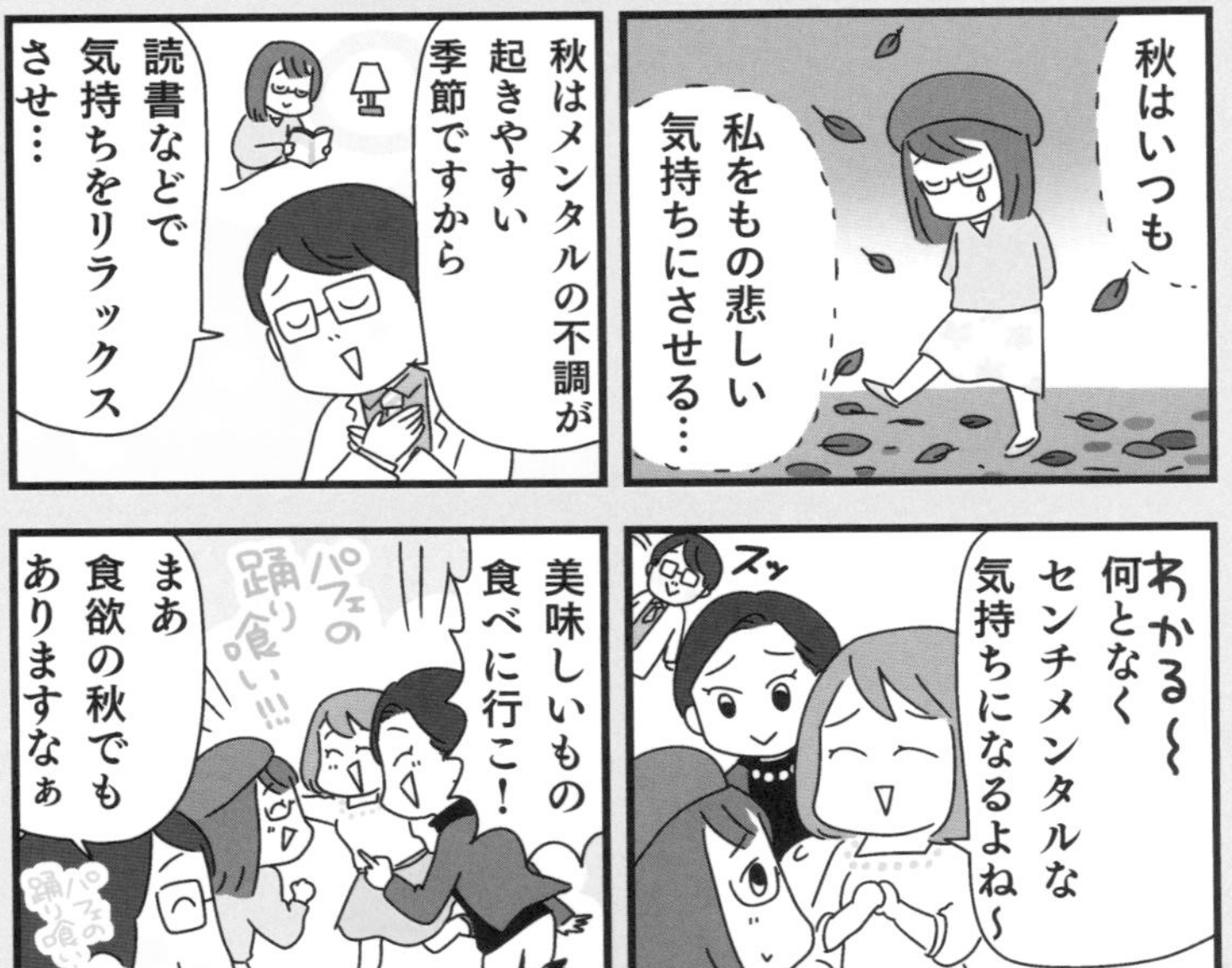
秋はいつも
私をもの悲しい気持ちにさせる…
ズッ
わかる～
何となくセンチメンタルな気持ちになるよね～
秋はメンタルの不調が起きやすい季節ですから
読書などで気持ちをリラックスさせ…
美味しいもの食べに行こ！
パフェの踊り食い!!!
まあ食欲の秋でもありますなぁ
パフェの踊り食い…?

秋に対応する五臓は、「肺《はい》」です。

肺は、呼吸を行う器官としての働きはもちろんのこと、その他にも皮膚や粘膜の機能、また、大腸との関連性も深いことが知られています。

秋になると大気が乾燥し始めるので、乾燥を苦手とする肺が働きを落としやすくなります。すると、まずは呼吸器系の不調（咳や呼吸困難など）が起こり、続いて皮膚に乾燥や炎症が起きるようになります。同時に、便が乾燥することも。

体に起こる症状としてはこのようなものが多いのですが、実は、秋口はこころに大きな不調の波がやってくる時期でもあります。

五臓には、それぞれに関係の深い感情があります。「怒、喜、思、悲・憂、恐・驚」がそれですが、秋（肺）と関連している感情は「悲」「憂」。

秋に入ると急に物悲しくなったり、ポロポロと涙が出たり、言いようのない孤独感を覚えたりしてメンタルがズーンと落ちてしまうことがあるのは、このためです。

これを中医学的に説明すると、悲の感情と繋がっている肺の失調だけが原因ではなく、夏という「陽気《ようき》（体を活発に動かすエネルギー）」に溢れる時期を過ぎ、大気中から陽気が減少してしまうことにも関係があります。

みなさんも、「夏が終わる……」と思うと、どこか寂しさを感じたりすることはありませんか？

そうした感情こそが、「陽気の不足」によって起こるこころの落ち込みであり、これが大きくなることで、夏の終わりから秋の始めに起こりやすいこころの失調、例えばうつなどに繋がっていきます。

そうならないためにも、秋の養生法をご紹介していきましょう。

まずは、秋特有の乾燥への対策。加湿器や濡れタオルなどで部屋の湿度を保ちつつ、外出時にはマスクなどで喉や鼻の乾燥を防ぐようにしてください。

また、秋の食材は体を潤してくれる効果のあるものが多いので、旬の食べ物（梨、栗、ぶどう）の他、白い色の食べ物（白きくらげ、白ごま、百合根）などを食べるのもよいでしょう。

秋の乾燥で空咳が続いてしまう、という方には肺を潤して咳を止める「麦門冬湯《ばくもんどうとう》」などの漢方薬がオススメです。

また、秋特有の気持ちの波に対してのケアですが、「気持ちの波が起こりやすい時期なんだ」ということを常に意識しておくことがポイントです。その上で、常にリラックスできる時間を1日10分でもいいので、確保するようにこころがけてみてください。気持ちのよい秋の空気で、思い切り深呼吸をするのもオススメです。

中国の古典には、「秋は早寝と早起きをいつも以上にこころがけ、こころと生活を安定させるように」ということが書かれています。早寝は、体から失いがちな「陰気（潤い）」を取り入れることに有効ですし、早起きすることで「朝日の陽気（体を活発に動かすためのエネルギー）」を取り入れることができるというわけですね。

秋のこころと体の不調は、夏と比べて減少する「陽と陰」の変化に大きく揺さぶられてしまうのが最大の原因。

だからこそ、規則正しい生活でできるだけ早く秋の気候に心身をなじませつつ、秋を楽しむことこそが、何よりも有効な養生となることを覚えておいてください。

ちなみに、「読書の秋」は気持ちのリラックスにも効果的。とてもオススメの過ごしかたです。「食欲の秋」もオススメしたいところではありますが、どうか食べすぎにはご注意を。

冬の養生

習慣の積み重ねで“命の根源”腎をいたわる

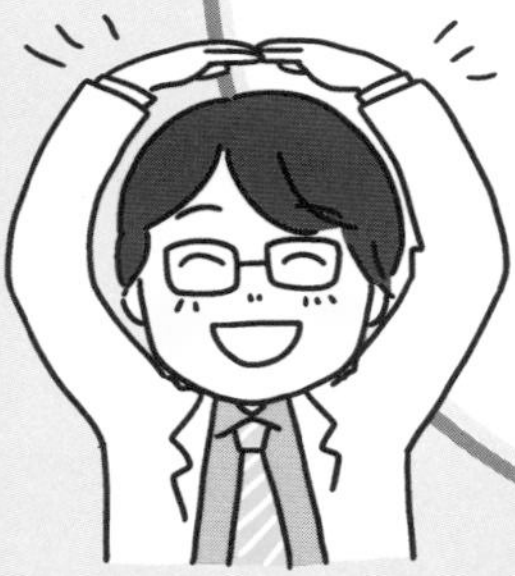

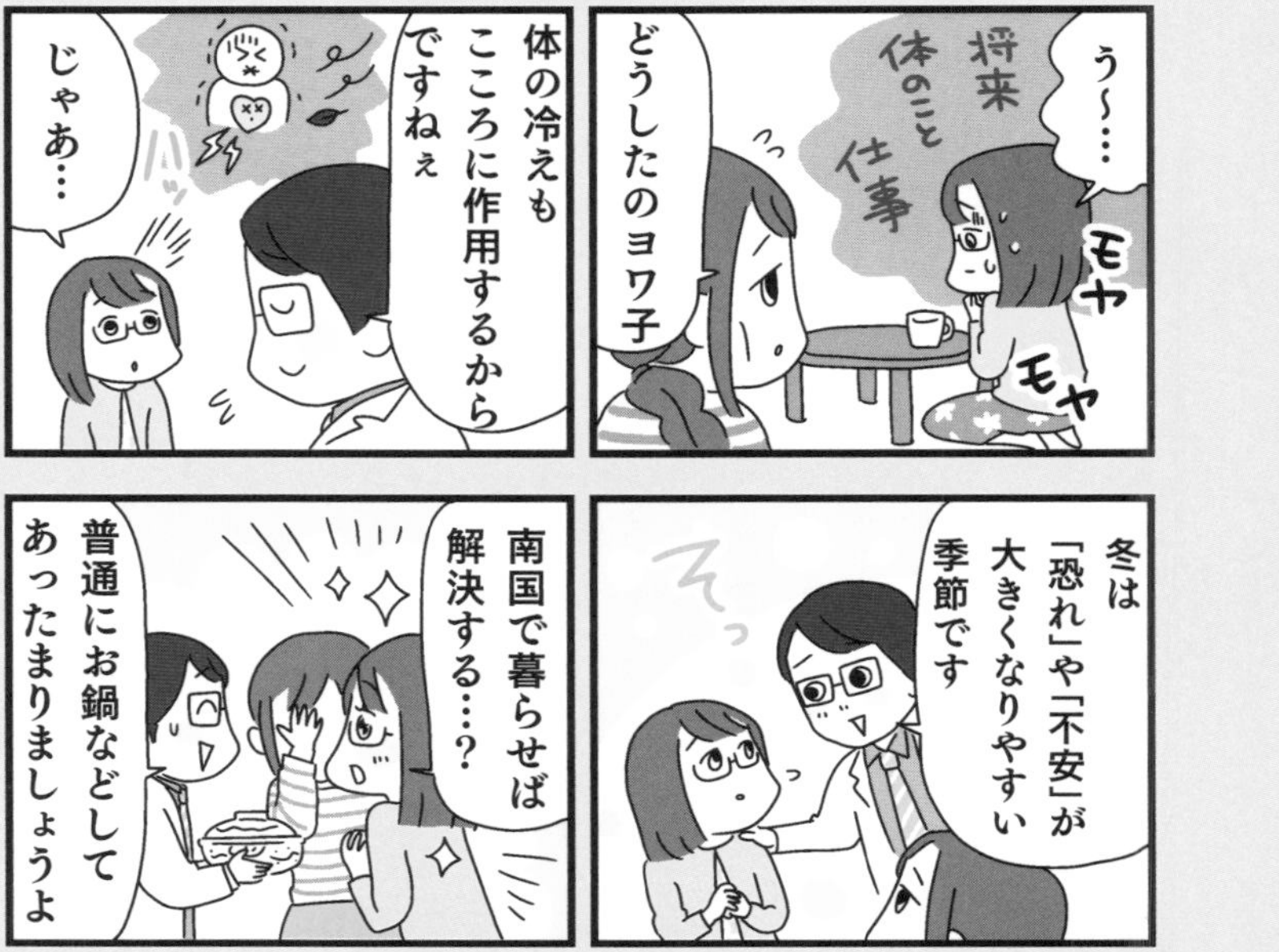
う〜…
将来
体のこと
仕事
モヤ
モヤ
どうしたのヨワ子
冬は「恐れ」や「不安」が大きくなりやすい季節です
そっ
体の冷えもこころに作用するからですねぇ
じゃあ…
南国で暮らせば解決する…？
普通にお鍋などしてあったまりましょうよ

冬に対応する五臓は、「腎《じん》」です。

腎は、腎臓・膀胱の臓器の働きを含む五臓の一つで、他にも耳や脳、骨などの機能や生育にも関わっています。さらには内分泌（ホルモン）系の働きや生殖能力、呼吸機能（肺）のコントロールや水分代謝、造血能力、免疫などといった、まさに人間が生きていくための「根」のような働きを担う、とても大切な臓腑《ぞうふ》です。

この腎が先天的に弱いお子さんは、成長が遅かったり、未熟だったりすると考えられています。腎自体は先天的な能力に違いこそあるものの、加齢と共に、いずれは誰もが弱っていく場所です。しかし逆に言うと、腎が早く不足すれば、それだけ早く体の老化に繋がるということです。

冬（腎）に連動する感情は、「恐」「驚」。

したがって、**腎が弱ると些細なことに恐怖を感じ、物事に対して消極的になる**とされています。若いときは毎年あちこち外国旅行に飛び回っていたような方でも、加齢と共に冒険するような気持ちが薄れ、「今年も熱海でいいわよね」となるのは、やはり「恐」「驚」の影響を表す一つの特徴だと思います。

新しい何かに手を出すことを躊躇し、恐れを抱くようになる。また、着々と年を取っていくごとに病気や死、これからの生活への恐れや不安が増加していく……。

これを、「加齢＝腎の弱り」が起こすこころの弱りとして認識してもよいかもしれません。

では、この腎をケアしていくためには、いったいどのような方法がよいのでしょうか？

中医学では、腎は夜ふかしによって大きく働きが弱ると考えられています。

特に、23時～1時は「子時《しじ》」と呼ばれる、腎の修復や休息にとって、最も大事とされる時間。いつもこの時間に起きているという人は、特に注意してください。夜ふかしがちな生活習慣の人は、早寝早起きをこころがけることで、腎は元気を取り戻します。

また、冬に腎が弱るのは、腎が冷えに弱いため。ですから、常に体を冷やさないよう温めておくことがポイントです。温かい食べ物や飲み物を摂ること、腰やお腹にカイロを貼ったり、お風呂にゆっくり浸かるなど、些細な毎日のこころがけが大事なんです。

食養生としては、腎を元気にする食材である、りんご、みかん、黒豆、黒ごま、黒きくらげ、ひじき、海藻類、牡蠣、えび、貝類、大豆などがオススメです。ぜひ、意識して摂るようにしてみてください。

また、腎をいたわり、機能を改善させる漢方薬としては、いわゆる成長促進やアンチエイジングの作用を持っている「補腎薬《ほじんやく》」などが用いられます。

こうした生活をこころがけ、腎の元気を保つことができれば、精神の不安定な状況も次第に改善していくことでしょう。気持ちが内に沈み込んでしまったり、ふとしたことに不安や恐怖を感じるということも少なくなるはずです。

腎は、生命活動の根源とも言える場所。

しっかりとケア、養生していくことで、前向きで元気なこころを保つことにも繋がっていくはずですよ。

こころを休めるための一人時間の過ごしかた

「一人の時間が大切」だと、これまでにもお伝えしてきました。では、具体的にどういう一人時間の使いかたがよいのか、についてお話ししたいと思います。

まず、結論から言うと「したいことをする」ことです。ただ、あくまでも「こころを休ませる」という目的があるので、暴飲暴食したり、徹夜で遊び歩いたりと、あまり無茶なことをするのはオススメできません。それよりも読書をしたり、あえてすごく早寝早起きをしたりするほうが、こころは休まります。さらに、知らない街にふらりと出かけてみるなど、今までしたことのないことをしてみるのもいいでしょう。

その際に大切なのが、いったん忘れること。人間には「忘れる」という素晴らしい能力があります。楽しみに没頭してこころを休め、リフレッシュさせるために「忘れる」能力をフル活用してみましょう！　そして同時に、自分自身を「いつもよく頑張っているね」と、セルフハグしてあげる気持ちも忘れないでください。

こころの不調を防ぐ

中医学の基礎知識

こころの悩みの解消には、こころと体の繋がりを理解することが大切です。ここでは、本書で紹介してきた漢方の基礎知識をまとめて解説します。生活習慣や不調に効く食材も紹介しているので、ぜひ役立ててください。

中医学におけるこころの成り立ち

僕が常日頃、こころの相談でお伝えしている養生法は、「中医学」という中国の伝統医学に則ったものです。

「漢方」は、中医学が中国から伝来した際に日本人の手でアレンジが加えられた、中医学をルーツにした別の医学のこと。そのため、厳密には異なる部分が多くあります。

中医学では人間の体を「肝・心・脾・肺・腎」の五臓と、それと関連の深い「胆・小腸・胃・大腸・膀胱《ぼうこう》・三焦《さんしょう》」という六腑に分類します。そして、それらが相互に関係しあいながら、ときに支えあい、抑制しあうことで生命活動を維持していくと考えられています。

「五臓六腑に染み渡る」という言葉がありますが、まさにこの五臓と六腑のことです。いわゆる「内臓器官」ですね。

健康な体はもちろん、健全なこころも五臓六腑がバランスよく働くことによって作られます。

西洋医学ではこころに不調が出たときは、まず西洋薬を使って症状をコントロールすることを考

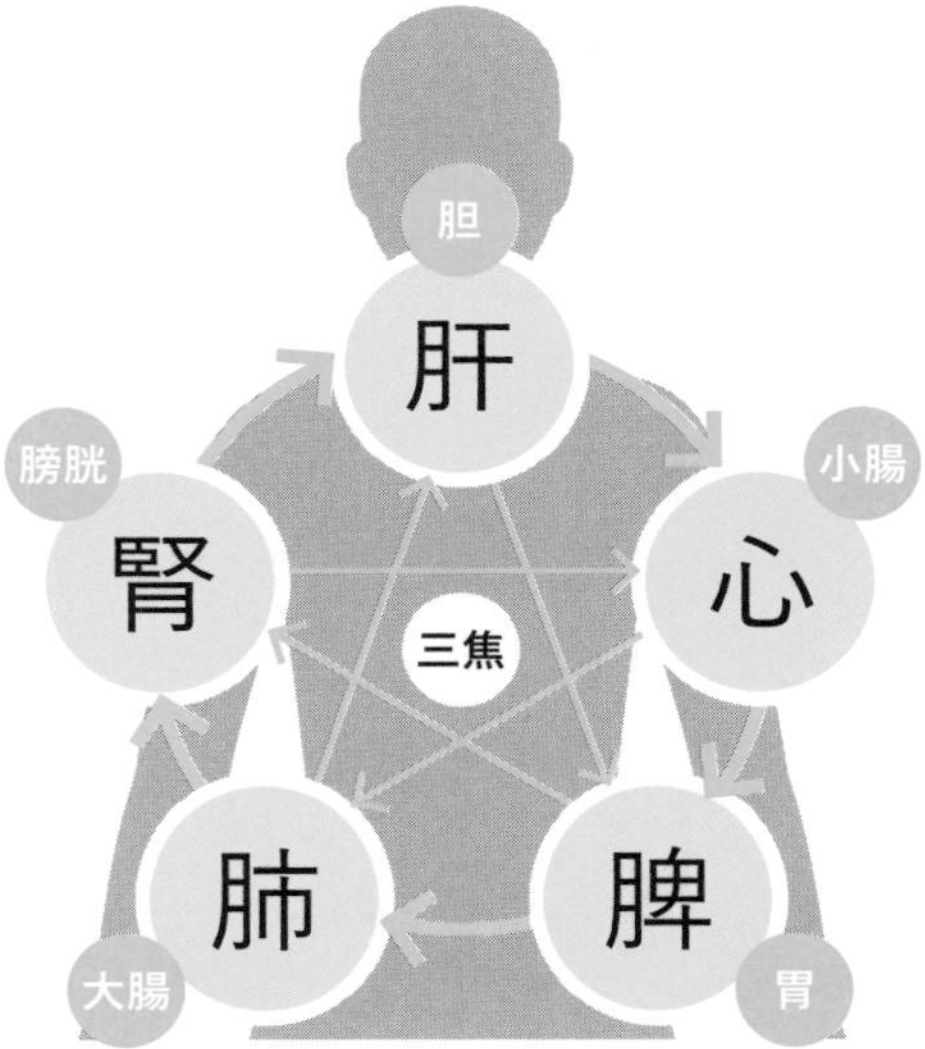

えます。

対して、「こころの健全さには内臓の働きが関与している」と考える中医学では、こころの不調の原因を見極め、力を補うことで根本から治そうと考えます。

つまり、食事、睡眠、運動、趣味などに気を使い、日々の生活のなかで内臓をいたわることが、こころの病気や悩みの改善に繋がるのです。

西洋医学と中医学、それぞれに魅力があります。大事なのは、アプローチの違いをしっかりと理解し、それぞれの長所と短所を把握した上で、どちらかだけに偏らず、いいとこどりの治療をこころがけていくことです。

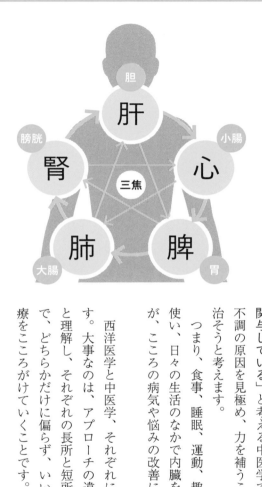

こころと体を支える「気・血・水」

五臓六腑の働きで作り出される栄養成分を「気《き》・血《けつ》・水《すい》」といいます。気・血・水三つの要素が体のなかを常に巡っていて、それによってこころと体の健康が保たれている、と考えられています。「気」はこころと体を動かすエネルギー、「血」は体内に酸素や栄養、潤いを運ぶ血液とその流れ、「水」は胃液、涙、汗、唾液、関節液などの体液（津液《しんえき》）のことを指します。これらに過不足や滞りが生じると、様々な不調（病態）が生じます。

気・血・水は互いに関連しあう性質があり、一つの要素の失調が別の要素の失調を呼び寄せたり、複合的な不調が起こったりすることもあります。

また、全ての要素の失調が体の不調と並行して、こころの不調を引き起こす原因にもなります。例えば、気が不足した「気虚《ききょ》」と呼ばれる病態では無気力や気うつ（うつ症状）、摂食障害といった精神不調というように、病態に応じて様々なこころの不調が現れます。

このように、体だけでなくこころの健康を維持するためには気・血・水のバランスに注意し、乱れが生じないように、日頃の養生でケアすることが大切です。

こころと体を動かすエネルギー。内臓を動かしたり精神活動を支えたり、血と水を体に巡らせるなどの働きを担う。体力や気力の源になるもの。不足した状態を「気虚《ききょ》」、滞った状態を「気滞《きたい》」という。

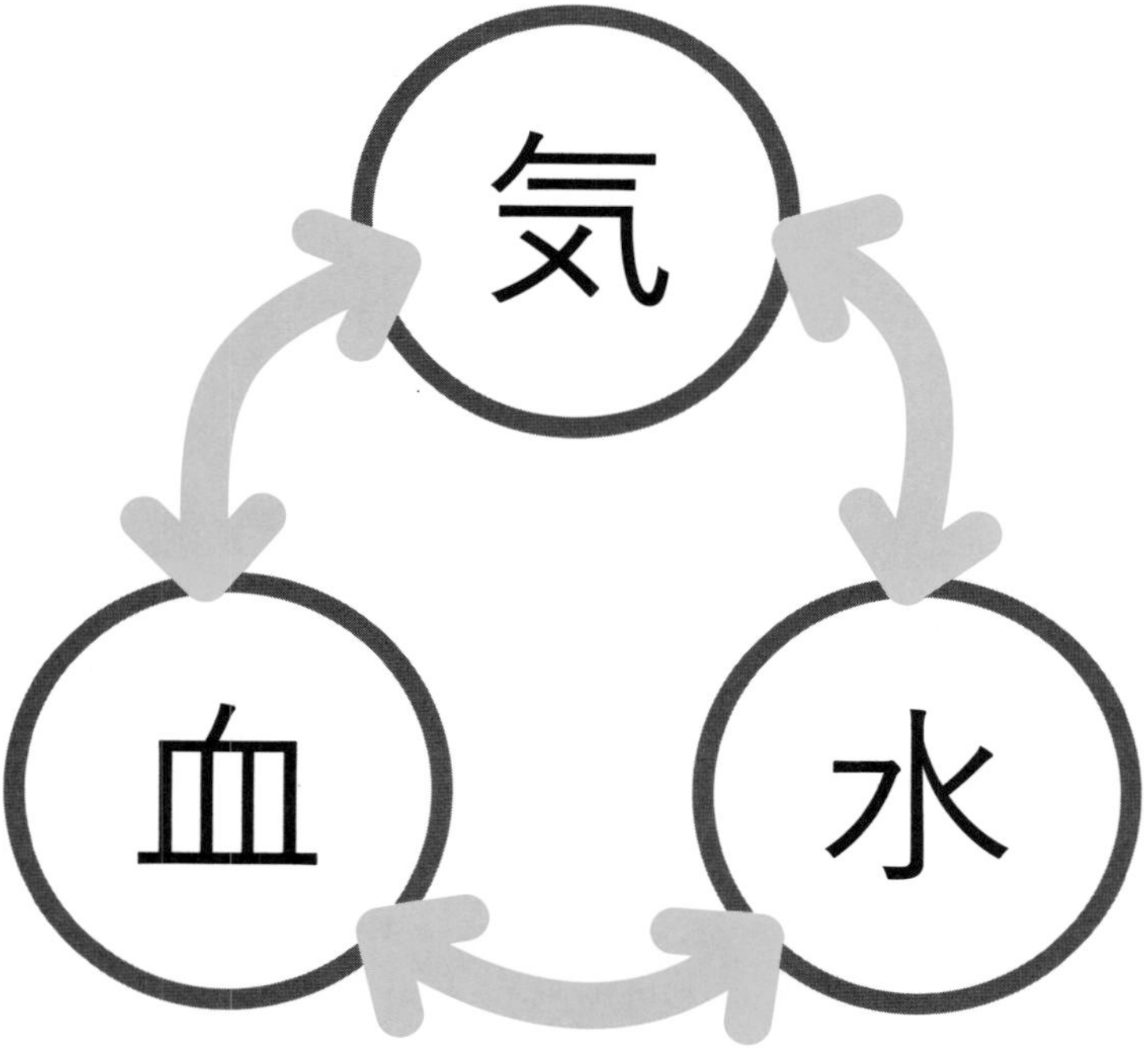

体内に酸素や栄養を運ぶと共に、潤いをもたらす血液とその流れ（血流）のこと。体温を維持するためにも欠かせないもの。不足した状態を「血虚《けっきょ》」、滞った状態を「瘀血《おけつ》」という。

胃液、涙、汗、唾液、関節液などの体液（津液）のこと。体を潤し、関節部の円滑な動きにも関与する。流れが停滞すると、だるさやむくみの原因になる。不足した状態を「陰虚《いんきょ》」、滞った状態を「水滞《すいたい》」「痰湿《たんしつ》」という。

六つの体質について

「気・血・水」の過不足や滞りによって生じる病態。六つの病態の症状と、その対処法を紹介します。

気滞（きたい）

気の流れに停滞が起きている病態。臓器の機能異常（筋肉の痙攣《けいれん》、こり、痛み、腹部のはり、便秘や下痢、頭痛やのぼせ）や、イライラや精神不安定などの精神的な不調を引き起こします。ストレスが主な原因とされるため、ストレスケアをこころがけましょう。

オススメ食材 柑橘類や三つ葉、春菊、セロリやパセリなどの香味野菜、ハーブ

瘀血（おけつ）

血の巡りが悪い病態。他の病態と違い先天的な病態ではなく、別の病態から形成されたり、生活習慣の結果として生まれたりします。肩こり、頭痛、冷え・のぼせ、皮膚出血やあざ（内出血）、肌のくすみ、月経痛や月経不順、不正出血、腫瘍などの症状があります。

オススメ食材 イワシ、アジ、サバ、カツオなどの青魚、ほうれん草、トマト、ねぎ、たまねぎ、青じそ、納豆、海藻類、大豆など

水滞（すいたい）

体内の津液に停滞が起きている病態。主な症状はむくみ、体のだるさ、頭痛、頭重、下痢や軟便、吐き気、食欲不振、めまい、耳鳴り、痰、関節痛など。水滞が長期化するとより強い体調不良を引き起こす「痰湿《たんしつ》」へと移行するので注意が必要です。

オススメ食材 豆類、ハトムギ、とうもろこし、なす、冬瓜、しそ、生姜、もやしなど

気虚（ききょ）

心身を動かすエネルギーである気が不足している病態。気虚になると、消化吸収機能や新陳代謝低下、臓器の弛緩《しかん》（内臓下垂や脱肛など）、慢性疲労、無気力、うつ傾向などが現れます。生活養生としては、気を補う食材を、胃腸に負担のないように食べるのがオススメです。

オススメ食材 イモ類、豆類、根菜類、きのこ類、鶏肉、魚類など

血虚（けっきょ）

体に栄養を与える血《けつ》が不足している病態。主な原因として、消化器系の慢性的な機能低下や長期療養による消耗や過労、慢性・急性の出血などが挙げられます。特に女性は月経や出産などがあるため、男性と比べて血虚になりやすいと言えます。

オススメ食材 なつめ、クコの実、ほうれん草、レバー、黒ごま、豚肉など

陰虚（いんきょ）

津液が不足した病態。主な症状は、皮膚の乾燥、体重の減少、ほてりや喉の渇き、空咳や呼吸器疾患、尿量の減少、便秘など。状態が悪化すると体の熱性が過剰になって、発熱や熱中症のような症状を起こしやすくなります。体の潤いを補う食材を摂るといいでしょう。

オススメ食材 れんこん、百合根、豆腐、梨、きゅうり、トマト、白きくらげ、はまぐり、豚肉、はちみつなど

こころと五臓の関係性

古代中国の自然哲学に、万物を「木・火・土・金・水」の五元素からなるとする「五行説」という思想があります。この考えをもとに、体の構成要素を「肝・心・脾・肺・腎」の五つに大別したのが、「五臓」です。

五臓は西洋医学の肝臓・心臓・肺・腎臓といった臓器の働きも含みますが、それだけではありません（脾は脾臓の働きとは無関係ですので注意してください）。それぞれが体とこころに直結した働きを有し、対応する味・季節・色を持っているというのが、非常に特徴的な考えかたです。

例えば、季節ごとに対応する五臓を見てみると、春は「肝」、夏は「心」、秋は「肺」、冬は「腎」、日本の梅雨時期にあたる長夏は「脾」となります。

簡単に言うと春は肝に影響が起きやすく、肝の失調によって生じる「易努（おこりやすい）」「イライラ感」「気持ちの不安定」などのこころの失調が現れやすくなるということです。

季節に応じて体やこころに失調が起こるのは、その季節に対応する気候などの外的な要素が影響

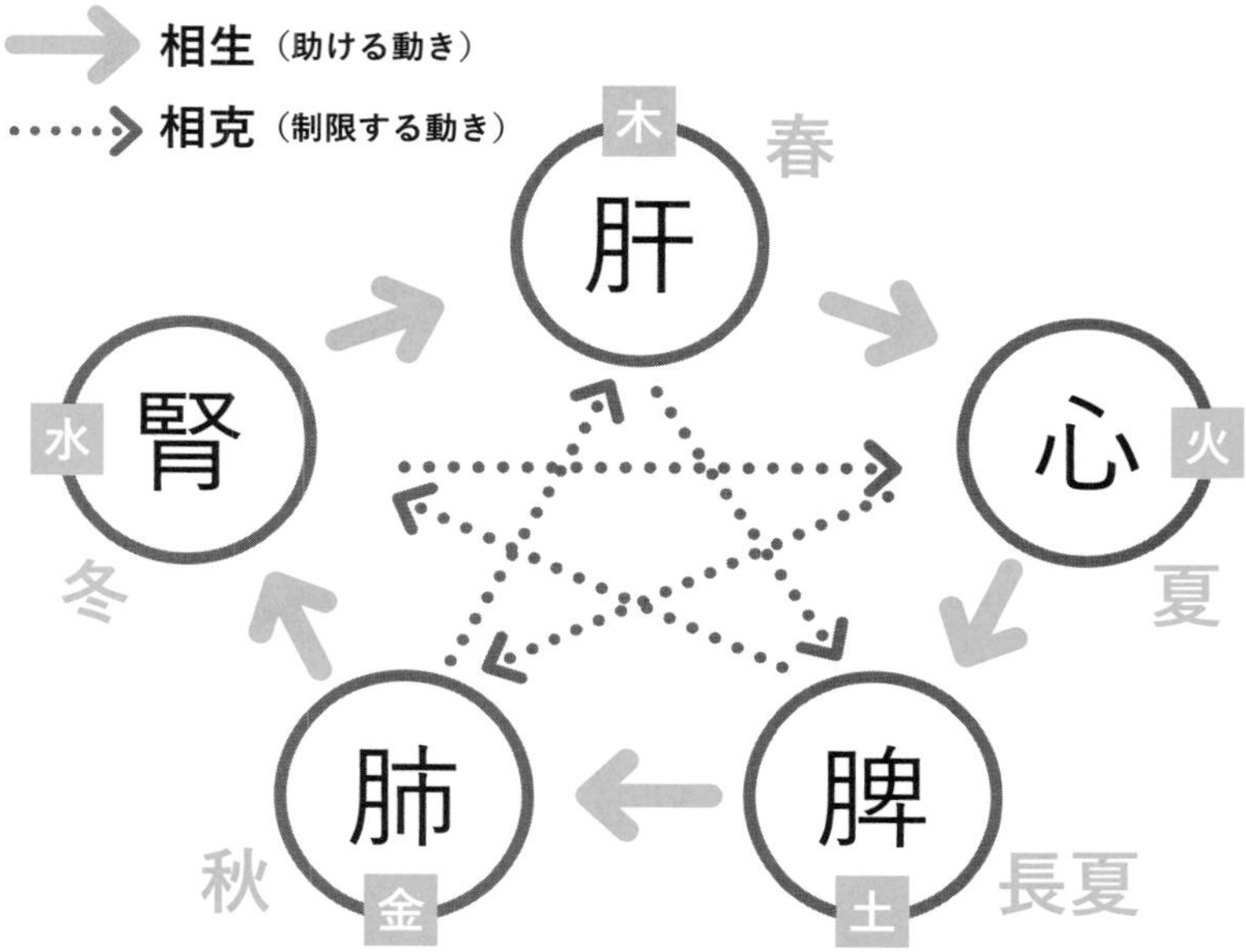

していからなのです。

このように、五臓についての理解を深めていくと、外的な要素を原因とする「こころ」の失調に応じた対策を理解できるようになります。

季節の養生と、五臓の養生を組みあわせることで、1年を通じて体はもちろん、こころの調子を常によい状態に保ちやすくなります。

西洋医学の診断では異常が見つからなかったり、特定の季節になるといつもこころの調子を崩してしまったりする、という方にはぜひ身につけていただきたいです。

五臓別　こころの不調と治しかた

「五臓」には、対応する「感情」が存在します。これを「五志《ごし》」と呼びます。肝は怒、心は喜、脾は思、肺は悲、腎は驚が五臓と五志の関係性です。簡単に言えば、五臓の失調や過剰・亢進《こうしん》によって、対応する五志にも影響が起こるということです。

例えば、イライラしたり、怒りの感情が自分でコントロールできない、というときが誰にでもあると思います。これは多くの場合、「肝」に不調が起きていると解釈できます。ですから、生活養生や症状に適した漢方薬を用いることで「肝」をケアし、こうした感情の不具合を改善していくことができるのです。

同じように、他の五臓に関しても適正な対応を取ることができれば、様々なこころの不調に対して有効な対策が打てるというわけです。

五臓の失調を放置すれば、他の部位も失調を起こし、様々な感情の不調を呼び起こします。不調の連鎖が起こる前に早めのケアをこころがけ、対策を取ることがこころの健康には何よりも有益であることを覚えておいてください。

肝

体の栄養素である気と血を代謝させる作用を持ち、情緒(特に怒りの感情)のコントロールにも関わる。血の貯蔵、解毒能力なども肝の働き。

不調症状

- イライラする
- 怒りやすくなる
- 精神状況が安定しなくなる
- 筋肉が硬直する
（肩がこる、足がつる）
- 腹部がはってガスが溜まる
- めまいや頭痛
- たちくらみが起こる
- 生理不順が起こる

など

「肝」を整える

生活習慣

・イライラを起こすストレスの元凶から距離を置く
・自分なりのストレス解消法を毎日短時間でもいいので行う
・大きな怒りをくり返さない
・イラッとしたときは深呼吸をする
・楽しいことに目を向け、楽観的な思考をこころがける

食べもの

・酢のもの
・梅干しや柑橘類などの少量の「酸味」
・カキ
・ナマコ
・シジミ
・クコの実
・アサリ
・アワビ
・菊の花
・レバー
など

心

心臓機能だけでなく、記憶・思考・集中といった精神活動のコントロールも行う部位。どちらかというとネガティブな感情のコントロールを担う。

不調症状

- 急に不安感や焦燥感に襲われる
- 動悸や息切れが起こる
- 物忘れが増える
- 気力が湧かない
- 大量に寝汗をかく
- 夜の寝付きが悪くなる

など

「心」を整える

生活習慣

・ゆっくりとした深呼吸をこまめに行う
・気持ちを騒がせず、落ち着いた状態をこころがける
・夜に眠れなかったり、不安になったときは温かい飲みものを飲む
・汗をかきすぎないようにする

食べもの

・ピーマン、セロリ、ゴーヤ、キュウリ、パセリ、緑茶など「苦味」のあるもの
・卵　・小麦　・百合根
・れんこん　・スイカ　・トマト
・牛乳
など

脾

飲食物から気・血・水を作り出す、消化機能（消化・吸収・排泄）をコントロールする働きがある。

不調症状

- 食欲不振
- すぐにお腹がいっぱいになる
- 胃もたれが起きやすい
- すぐに疲れる
- 無気力
- むくみ
- 軟便になりやすい

など

「脾」を整える

生活習慣

・食べすぎず腹八分をこころがける
・よく噛んで食べる
・ゆっくり時間をかけて食べる
・冷たいものや消化に悪いものを避ける

食べもの

・米　・ハトムギ　・牛肉
・蕎麦　・はちみつ　・バナナ
・かぼちゃ　・にんじん　・葛
・アスパラガス　・長芋
・生姜　・きのこ類
などの「甘味」のあるもの

肺

西洋医学的な呼吸器の機能のほか、水分代謝を促す機能や免疫機能。また、皮膚や粘膜の機能とも深い関与がある。

不調症状

- 呼吸が苦しくなる
- 呼吸器の疾患が増悪する
- 皮膚の状態が悪くなる
- 風邪を引きやすくなる
- 急に涙が出る

など

「肺」を整える

生活習慣

・室内環境の乾燥を防ぐ
・適度に水分を摂る
・継続的な軽い運動をこころがける
・タバコを吸わない
・刺激の強い食べものを控える

食べもの

・たまねぎ、青ねぎ、ニラなどの「辛味」のあるもの（食べすぎると悪化するので注意）
・れんこん、白きくらげ、豆腐、百合根、ナッツ類、梨、きんかん、柿など潤いを与えるもの

腎

血液を濾過して尿と分離する腎臓・膀胱経の働きを支配するほか、体内の水分代謝にも関与する。発育や生殖能力、内分泌機能などに関わる、体の「根」のような場所でもある。

不調症状

- 髪が抜ける
- しわが増える
- 認知力や記憶力が低下する
- 足腰に不調が出る
- 下半身がむくむ
- 尿のトラブルが起こる
- 恐怖を感じやすくなる

など

「腎」を整える

生活習慣

・遅くとも日が変わる前に寝る
・性行為をしすぎない
・お腹や腰を冷やさないようにする

食べもの

・海藻類、カキなど「鹹味《かんみ》（塩辛い味）」のある食材
・黒ごま　・黒豆
・黒きくらげ　・しいたけ
など

あとがき

僕は中医学を伝える立場として、「病気になってから治せばいい」という考えかたよりも、予防医学の重要性を訴え続けてきました。

近年「病気になる一歩前の状況」として、「未病」という言葉がテレビで紹介されたり、新型コロナウイルスという、本書を執筆している段階では特効薬の存在しない脅威の出現によって、日頃の健康の重要性が改めて認識されたりと、「養生」という言葉が少しずつ市民権を得てきたように感じています。

中医学や漢方の専門家、そして薬剤師という立場からすると、「養生」が広く知られるのは嬉しい一方で、誤った捉えかたをしないようみなさんに知っておいてほしいことがあります。

それは、健全なこころの持ちかたや日々の暮らしかた、そして季節の養生には、常に不変のものとそうでないものがあるということです。

「十分な睡眠を」とか、「早寝早起きをこころがけましょう」と僕が伝えても、それができる環境とできない環境があります。仕事の拘束時間が長く、睡眠を削らないといけないようなとき、あるいは赤ちゃんが生まれたばかりで、夜泣きに耐えなくてはいけないとき。そんなときに「早く寝てください。そうじゃないと健康になれませんよ！」なんて言われたら、どうでしょうか？　きっと、今よりももっと辛くなってしまうはずです。

頭ではわかっていても、どうしても現状がそれを許してくれない、そんなことは長い人生のなかで往々にして起こりうると思います。

「こうしたらいい」という体やこころの健康に関する知識は、あくまでも「理想」です。

もちろん、本に書かれていることを実践できればいいのですが、できなくてもどうか自分を責めないでください。また、そこに近づけるための行動を「努力」とか「頑張る」と感じないでください。今までの日々のなかで、体とこころに負荷をかけて、十分「頑張ってきた」のですから。

養生は「頑張って」するものではありません。あくまでも自分の毎日を健全に、楽しく、過ごしやすくするための知識であることを忘れないでください。

養生をしないからダメなのではなく、養生をすることでこころや体のパフォーマンスが向上し、美味しいものを食べたり、元気に出かけたりできるようになる。そうした有意義な人生を送るための、ツールとしていかしてほしいのです。

不安が起きたり、イライラしたり、焦ったり、嫉妬したり……。人のこころはとても「忙しいもの」です。でも、こうした大忙しの感情が日々起こるからこそ、僕らは生きていることを実感できているのです。

ポジティブなものでもネガティブなものでも、生きている限り感情の起こらない人間はいません。

ネガティブな感情が起きたときには、それを受け入れ、乗り越えるための方法を考える。ポジティブな感情が起きたときには、目一杯人生を楽しむための原動力にする。そんなふうに思えたならそれでいいと思います。

最後にみなさんにお伝えしたいのは、「人生を窮屈に捉えないでほしい」ということです。「こうでないといけない」ではなく、今の自分のこころと体の状態を常に受け入れて、自分のできる範囲で、ケアしながら自由に人生を楽しんでほしいと思います。

大丈夫、きっとあなたならできます。

それでも、もしどうしても辛くなってしまった時には、いつでも僕に相談してくださいね。

この本との出会いをきっかけに、あなたの毎日にのしかかっていた「こころの重さ」が少しでも軽くなれば、何より嬉しく思います。

杉山卓也

Staff
イラスト　あらいぴろよ
デザイン　清水真理子（TYPEFACE）
校正　深澤晴彦
編集　長島恵理（ワニブックス）

タクヤ先生、漢方でこころを元気にする方法、教えてください！

著者　杉山卓也

2020年10月8日　初版発行

発行者　横内正昭
編集人　青柳有紀

発行所　株式会社ワニブックス
〒150-8482
東京都渋谷区恵比寿4-4-9　えびす大黒ビル
電話　03-5449-2711（代表）　03-5449-2716（編集部）
ワニブックスHP　https://www.wani.co.jp/
WANI BOOKOUT　https://www.wanibookout.com/

印刷所　株式会社光邦
DTP　株式会社三協美術
製本所　ナショナル製本

定価はカバーに表示してあります。
落丁本・乱丁本は小社管理部宛にお送りください。送料は小社負担にてお取替えいたします。ただし、古書店等で購入したものに関してはお取替えできません。

ISBN978-4-8470-9969-4